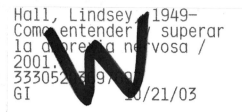

Cómo entender
y superar
la anorexia nerviosa

Lindsey Hall

y

Monika Ostroff

Cómo entender y superar la anorexia nerviosa
Primera edición

© 2001 por Lindsey Hall y Monika Ostroff

Gürze Books
P.O. Box 2238
Carlsbad, CA 92018
(760) 434-7533
www.gurze.com

Diseño de cubierta por Abacus Graphics, Oceanside, CA
Traducido por Kiser y los asociados

Library of Congress Cataloging-in-Publication Data

Hall, Lindsey, 1949-
[Anorexia nervosa. Spanish]
Cómo entender y superar la anorexia nerviosa / Lindsey Hall and Monika Ostroff.--1st ed.
p.cm.
ISBN 0-936077-39-5
1. Anorexia nervosa. I Ostroff, Monika. II. Title.
RC552.A5 H3518 2001
616.85'262--dc21

2001023706

Nota:
Las autoras y el editor de este libro tienen el objetivo de proporcionar información veraz en él. Se vende en el entendimiento de que su propósito es complementar los servicios de un(a) profesional de la medicina y/o la psicología, y no de sustituirlos.

1 3 5 7 9 0 8 6 4 2

Contenido

Introducción

Este libro se dirige a personas que desean comprender y recuperarse de la anorexia nerviosa. Ambas autoras se han recuperado por completo de trastornos de la alimentación y se incluyen también reflexiones y sugerencias de muchas personas que se han recuperado o se están recuperando de la anorexia.* Si tú sufres este padecimiento o conoces a alguien que está en esas circunstancias, sus conocimientos pueden inspirarte y guiarte.

En el capítulo 2 veremos que Monika Ostroff batalló con la anorexia durante muchos años. Monika comparte su historia de inanición autoinfligida, de años de un tratamiento sin éxito y de los descubrimientos que finalmente hizo y que llevaron a su completa recuperación. En todo el libro se incluyen sus ideas acerca de la naturaleza de la anorexia y lo que se requiere para vencer los pensamientos y conductas obsesivos relacionados con la alimentación. Monika escribe con comprensión y compasión y cuando te recomienda que intentes hacer algo, es porque en su caso ese algo funcionó.

---

* Estos textos se señalan con itálicas en el texto.

Lindsey Hall ha escrito varios libros sobre la manera de recuperarse de trastornos de la alimentación; el primero fue su historia, publicada en 1980 en un folleto llamado *Eat Without Fear* (Come sin miedo). Fue el primer material que se publicó sobre bulimia y después lo incluyó en su libro *Bulimia: A Guide to Recovery* (Cómo entender y superar la bulimia), el cual ha ayudado a miles de víctimas de este mal, a sus seres queridos y a los profesionales que los tratan. La estructura de este libro es similar a la de *Bulimia* (ahora en su quinta edición y traducido a varios idiomas). Lindsey ha dedicado su vida a la capacitación en el área de los trastornos de la alimentación y su recuperación, y tiene amplia experiencia como autora, conferencista y pionera en el campo. Aquí comparte su experiencia con el mismo amor y conocimiento que ha conmovido a tantas otras personas que se han recuperado de este tipo de trastornos.

En el primer capítulo se responde a las preguntas más comunes sobre la anorexia y la manera de recuperarse de ella, incluyendo tanto datos básicos como observaciones personales. La información te ayudará a comprender a plenitud que la anorexia nerviosa es una condición compleja que acarrea consecuencias físicas, emocionales y espirituales.

En el siguiente capítulo se presenta la inspiradora historia de Mónika, "En busca de la seguridad".

A pesar de haber sido hospitalizada varias veces y de que un buen número de médicos consideraron que su caso no tenía solución, ella se recuperó de la anorexia. Se curó por su valor y disposición a probar diferentes enfoques, por comprometerse a perseverar y por su arduo trabajo. Por fin encontró una terapeuta que creyó en ella y esto la ayudó a creer en sí misma.

En los siguientes seis capítulos se abordan temas específicos que te recomendamos explorar al inicio de tu proceso de recuperación.

En el capítulo 3 se indica a los lectores dónde empezar. En el 4 se explica por qué es tan importante contar con apoyo externo y se dan sugerencias sobre dónde encontrarlo. El siguiente capítulo está dividido en varias secciones que ofrecen consejos basados en "lo que ha funcionado para muchas personas" en recuperación. Cada sección aborda una idea principal, como "Escribe un diario" o "Sé amable con tu dolor". Se incluyen también ejemplos, actividades, listas de ideas y citas de diversos colaboradores. Estas cosas por hacer han demostrado ser útiles y si las intentas, podrás alcanzar el éxito. En el capítulo 6 se analizan "La alimentación saludable y el peso saludable". Se describe cómo el punto de equilibrio y el metabolismo afectan tu cuerpo y cómo encarar tus temores respecto a la alimentación y a subir de peso. En el capítulo 7 se aborda la manera de mantener el compromiso y qué hacer en lo que se refiere a la ambivalencia o la recaída.

El capítulo 8 es una "Guía para padres y seres queridos", la cual sugerimos que leas y compartas con otras personas importantes en tu vida. Contiene sugerencias básicas y explicaciones breves que ayudarán a todos a encarar su situación con optimismo.

Como es obvio, recuperarse de un trastorno de la alimentación requiere más que la sola lectura de un libro de autoayuda. Requiere decisión, un arduo trabajo y el compromiso de otras personas. Si sigues los consejos que aquí te ofrecemos, tendrás una vida más feliz y saludable. Aprenderás a amarte y a apreciar el milagro que es tu cuerpo. Valorarás tu existencia en el mundo y enriquecerás tu vida con buenas relaciones. Quizá no logres todo con rapidez ni facilidad, pero, definitivamente, valdrá la pena.

CAPÍTULO 1

Preguntas más frecuentes acerca de la anorexia nerviosa

¿Qué es la anorexia nerviosa?

En los términos más sencillos, la anorexia nerviosa es la inanición autoinfligida. A los anoréxicos suele describírseles como "esqueletos andantes", imagen gráfica que retrata la palidez y la fragilidad de estos seres que llegan a desplazarse con gran dificultad. También se les define como personas tercas, vanas, obsesionadas con la apariencia, que simplemente no saben cuándo dejar de hacer dietas. Pero la anorexia nerviosa es mucho más que sólo una dieta que salió mal y quien la padece es más que una persona en extremo delgada y obstinada que se rehúsa a comer. Se trata de un problema complejo con raíces intrincadas que a menudo empieza como una solución creativa y razonable a circunstancias difíciles y, por consiguiente, de una manera de salir adelante.

Anorexia es una palabra griega que significa "pérdida de apetito", lo cual es engañoso porque sólo en las últimas etapas de inanición las personas pierden de hecho el apetito. Más bien, un intenso miedo al sobrepeso lleva a los anoréxicos a negar, de manera rutinaria y vehemente, su hambre.

Para poder diagnosticar formalmente a alguien que padece anorexia nerviosa, los médicos se basan en cuatro criterios (contenidos en la cuarta edición del *American Psychiatric Association's Diagnostic and Statistical Manual of Mental Disorders*) (Manual de diagnóstico y estadísticas de trastornos mentales), los cuales pueden generalizarse como sigue:

a. La persona mantiene un peso corporal que está 15 por ciento abajo de lo normal para su edad, altura y complexión.

b. La persona siente un intenso miedo a subir de peso o engordar, aunque esté por abajo del normal. Paradójicamente, bajar de peso puede aun empeorar el temor a engordar.

c. Tiene una imagen corporal distorsionada. Algunos sienten que tienen grasa por todas partes; otros reconocen que en general están delgados pero consideran que algunas partes específicas de su cuerpo (particularmente el estómago y los muslos) están demasiado gordas. Su autoestima se basa en su talla y en la forma de su cuerpo. Niegan que su bajo peso corporal sea una causa seria de preocupación.

d. En las mujeres, se presenta una ausencia de al menos tres ciclos menstruales consecutivos. Una mujer cumple también con este criterio si su periodo menstrual se presenta sólo mientras está tomando una píldora hormonal (incluyendo los anticonceptivos orales, aunque sin limitarse a ellos).

En la publicación mencionada se hace una distinción entre dos tipos específicos de anorexia nerviosa. El "tipo restrictivo" corresponde a las personas que pierden peso principalmente por la reducción total de alimento ingerido mediante dietas, ayuno o ejercicio excesivo. El "tipo de comilona y purga" describe a quienes de manera regular comen con voracidad (grandes cantidades de comida en cortos lapsos) y se purgan mediante vómito autoinducido, ejercicio excesivo, ayuno, abuso de diuréticos, laxantes y enemas, o cualquier combinación de estas medidas.

La diferenciación de los dos tipos de anorexia ha aclarado la añeja confusión en el diagnóstico de personas que cumplen con todos los criterios de esta enfermedad, pero que también hacen comilonas y se purgan. Durante muchos años a estas personas o bien se les diagnosticaba tanto anorexia nerviosa como bulimia nerviosa, o sólo este último padecimiento, porque la comilona y la purga solía considerarse una conducta bulímica y no anoréxica.

Además de los criterios ya estipulados, los anoréxicos desarrollan rígidas creencias y reglas y se aferran a ellas. La mayoría sólo se permite un número limitado de calorías al día, por lo general no más de unos cuantos cientos, lo cual es aproximadamente un cuarto de lo que una mujer "promedio" moderadamente activa necesitaría para mantener un peso corporal saludable. En el transcurso de su día, muchos anoréxicos anotan religiosamente el número de calorías que han consumido, y si exceden la cuota asignada, bien sea en forma accidental o por una comilona, se sienten agobiados por la ansiedad, el enojo, la frustración y el miedo. En un intento por aliviar esta extrema sensación de incomodidad, muchos la compensan añadiendo ejercicios adicionales a su programa cotidiano, restringiendo más su consumo de alimentos en los días siguientes, o purgándose con el vómito forzado o el abuso de laxantes.

Los anoréxicos retrasan o evitan tomar sus alimentos lo más posible porque, si bien quizá estén obsesionados pensando en la comida, el hecho en sí de comer es atemorizante. Comer causa aun más temor si las elecciones de los alimentos son hechas por alguien más, como los padres o los cuidadores. Otros familiares pueden también temer las horas de la comida, cuando suele llegar a su punto álgido el conflicto entre la preocupación y la impotencia de la familia y la conducta obsesiva de la hija o hijo, por ejemplo.

La mayoría de los anoréxicos se limitan a consumir alimentos bajos en calorías como las frutas y los vegetales. Puesto que es poco probable que con ellos suban de peso, los consideran "seguros" y pueden consumirlos con menos ansiedad. Aunque tal vez anhelen alimentos más altos en calorías, piensan que son "peligrosos". En el raro caso de que sí ingieran algo "riesgoso", se atormentan pensando en qué le está ocasionando a su cuerpo y los invade el temor a subir de peso. No es raro que crean que un bocado de un alimento prohibido les hará subir cinco kilogramos.

Como una manera de controlar sus meticulosos hábitos alimentarios, muchos anoréxicos desarrollan reglas estrictas, como nunca permitir que sus labios toquen los dientes de un tenedor, cortar los alimentos en un número específico de pedazos pequeños o en ciertas formas, acomodarlos en sitios precisos en su plato, comerlos en un orden particular y masticar cada bocado una cantidad determinada de veces antes de deglutirlo. La función de estas reglas es distraerlos de la angustia respecto a lo que los alimentos puedan provocar en su cuerpo y crear la sensación de seguridad que requieren para lograr comer lo que sea.

Los anoréxicos desarrollan también reglas que se extienden a otras áreas de su vida. Muchos desarrollan un régimen de ejercicios el cual mantienen celosamente y que puede incluir números precisos de horas, kilómetros o repeticiones para quemar calorías. La mayoría trata a su báscula como a una divinidad, dándole el poder de decidir cómo se sienten acerca del presente día y de sí mismos. Asimismo, se pesan varias veces en 24 horas, quizá incluso en momentos predeterminados.

¿Quién enferma de anorexia nerviosa?

En el prefacio de su sobresaliente libro sobre anorexia, *The Golden Cage*, Hilde Bruch describe la anorexia nerviosa como un "padecimiento que selectivamente afecta a la gente joven, rica y hermosa". En su mayoría, se continúa asociando la anorexia con las mujeres blancas, de clase media alta y heterosexuales pero, de hecho, el padecimiento no conoce barreras sociales, culturales, económicas, de género, raciales o sexuales. De ninguna manera es una enfermedad o mal selectivo; en pocas palabras, cualquiera puede padecerla.

Si se aplican criterios rígidos de diagnóstico, la anorexia afecta a entre 1 y 5 por ciento de la población general y puede presentarse en casi cualquier edad y en casi cualquier etapa de la vida. Se han documentado casos de niños de tan sólo siete años y de adultos de la tercera edad avanzada. Aproximadamente 10 por ciento de los anoréxicos son varones, aunque muchos médicos sostienen que en su práctica atienden a un porcentaje menor. Si bien es cierto que la mayoría de los anoréxicos son mujeres, puede no serlo que se trate primordialmente de mujeres blancas de una clase económica particular. Ha habido pocos estudios sobre la frecuencia con que se presentan estos trastornos en la población no blanca o de un nivel socioeconómico más bajo.

En efecto, los estereotipos sociales quizá desempeñen un papel importante en el hecho de que médicos capacitados no puedan diagnosticar con precisión los trastornos de la alimentación en grupos minoritarios. Por ejemplo, es posible que una mujer afroamericana de complexión robusta y una asiática delgada sean pasadas por alto o no se les valore en busca de estos trastornos tan sólo porque casualmente sus cuerpos concuerdan con los estereotipos de sus respectivas razas. En su libro *A Hunger So Wide And So Deep*, Becky Thompson entrevistó a 18 mujeres afroamericanas, latinas y blancas, lesbianas y heterosexuales. Pese a que cada una de ellas cumplía con los criterios antes analizados para los trastornos de la alimentación, sólo a dos se les había hecho un diagnóstico preciso. En una encuesta realizada con 600 afroamericanas los investigadores concluyeron que estas mujeres "corren el riesgo de enfrentar trastornos de la alimentación en proporciones al menos iguales a las de sus contrapartes blancas". Estos estudios desvanecen el mito de que sólo las blancas tienen problemas con los alimentos y la manera de comer.

En la literatura profesional se incluyen muchas descripciones de las personas propensas a contraer anorexia. En su libro *It's Not Your Fault*, Russel Marx describe a los anoréxicos potenciales como personas con una vida preadolescente fácil, bastante exitosas e hijos modelo. Sostiene que las chicas desarrollan "personalidades frágiles" y "carecen de la fuerza interna necesaria para manejar la pérdida", que él define como el divorcio, el primer rompimiento romántico, el inicio de una nueva etapa en la universidad, etc. Sugiere que "han envejecido pero no han crecido". La descripción podría ser adecuada para algunas anoréxicas.

Sin embargo, las mujeres retratadas en el libro de Becky Thompson contrastan en gran medida con las de la obra de Marx. Las primeras se vieron forzadas a resistir eventos traumáticos y encontraron maneras de encarar sus difíciles circunstancias, es decir, crecieron antes de envejecer. Estas dos descripciones opuestas se ofrecen para ilustrar que ni las anoréxicas ni sus vidas pueden definirse con tanta facilidad, y para recordarnos que los individuos son justo eso: individuales y únicos. Por lo tanto, entre los colaboradores anoréxicos, activos y recuperados, de este libro se encuentran:

- Un chico de 12 años de edad, de una familia blanca, de clase media, con buenos resultados en la escuela y muchos pasatiempos, como las artes marciales, la actuación, el piano y la lectura

- Una ejecutiva de compras hispana, feminista, estudiante universitaria

- Un ex luchador en la preparatoria y la universidad

- Una mesera de una familia de clase trabajadora: "no particularmente exitosa, no necesariamente una fracasada, sino en algún punto intermedio"

- Un maestro universitario de latín, el menor de cinco hijos, todos los cuales lucharon contra conductas adictivas–compulsivas

- Una chica de trece años, la mediana, que escribe poesía y desea realizar trabajo voluntario con niños, pero no ha podido hacerlo durante 10 años por su enfermedad

¿Por qué enferman de anorexia las personas?

Un concepto erróneo común es que las personas enferman de anorexia porque son individuos ensimismados y vanos que le dan mucha importancia a su apariencia. Aunque la cultura de la delgadez en la que vivimos ciertamente es un factor de influencia en el desarrollo de la anorexia, de ninguna manera es la única causa. La anorexia es una respuesta a una mezcla compleja de influencias culturales, sociales, familiares, psicológicas y biológicas para cada persona. La respuesta a la pregunta ¿por qué? es individual y requiere una introspección profunda en un nivel personal. A continuación analizamos algunas posibilidades.

Una teoría ampliamente aceptada es que las personas contraen anorexia porque buscan tener control sobre sí mismas y sus vidas.

La alimentación y el peso pueden controlarse en tanto que no es posible hacer lo mismo con otros aspectos de la vida; y, de hecho, acontecimientos importantes, como dejar el hogar por primera vez, enfrentar un divorcio o una enfermedad seria, son ejemplos de situaciones fuera de control que pueden dar paso a la anorexia. Restringir el consumo de alimentos teniendo a la vista platillos apetecibles, seguir meticulosamente difíciles reglas y regímenes y tener éxito al bajar de peso cuando muchos otros no pueden hacerlo, provoca sentimientos de logro y al mismo tiempo proporciona una sensación de seguridad. Sin embargo, las personas anoréxicas llegan aun a sentir que tienen menos control al quedar aprisionadas por conductas y métodos de pensamiento que, pese a sus esfuerzos concertados, no pueden abandonar.

Un alto porcentaje de gente que batalla contra la anorexia tiene una historia de abuso, de descuido o de otras experiencias traumáticas, y empiezan a padecer anorexia como un mecanismo de enfrentamiento de estos problemas. En su libro *A Hunger So Wide And So Deep*, Becky Thompson analiza el trauma sexual y físico y su relación con los trastornos de la alimentación, e ilustra que vivir en la pobreza, soportar la asimilación cultural y sufrir discriminación racial, sexual, religiosa o de otro tipo son también acontecimientos traumáticos que pueden convertirse en factores contribuyentes.

La anorexia es una forma eficaz de enfrentar las circunstancias difíciles porque sirve para distraer a la víctima del dolor. Bajar de peso constituye un objetivo concreto que requiere energía, planeación y esfuerzo. La cantidad de tiempo invertida en contar calorías, en hacer ejercicio y en pensar en la alimentación es tiempo dedicado a no pensar en el dolor. Igualmente, muchos anoréxicos experimentan "euforia" cuando su peso es bajo porque sólo entonces los invade una sensación de poder y de éxito.

Además de la restricción en la alimentación, las comilonas pueden a la vez aturdir y brindar comodidad. Teorías médicas sugieren que el consumo de carbohidratos eleva los niveles de serotonina en el cerebro, lo cual a su vez alivia los sentimientos de depresión. De manera similar, el consumo de alimentos dulces o grasosos tiende a aumentar el nivel de endorfinas, que son los analgésicos naturales del cuerpo. Por lo tanto, la frase: "La alimentación es una droga" puede tener validez para algunas personas.

En el caso de los hombres y las mujeres jóvenes, la anorexia puede ser una manera de manejar la confusión provocada por cambiar los roles sociales.

En estos días es difícil saber si ser mujer significa nutrir o ser asertiva, estar en casa o trabajar, ser independiente o dependiente. También, a pesar de los adelantos económicos y políticos, los cuerpos que no son naturalmente delgados continúan usándose para vender productos y estilos de vida, implicando que el "cuerpo correcto" nos dará felicidad, éxito y una vida mejor. Las mujeres al borde de su feminidad reciben el conflictivo mensaje: "Puedes ser lo que desees ser, pero será mejor que seas delgada". Los hombres jóvenes, cuyos roles también sufren variaciones, enfrentan conflictos similares acerca de si deberían trabajar o estar en casa, si deberían ser sensibles o duros, si deberían ser quienes traen el pan al hogar o quienes lo preparan. Ellos también están expuestos a las imágenes del tipo de cuerpo perfecto, muscular, en buena forma y delgado... de nuevo, no gordo. La anorexia puede ser una manera de posponer o evitar la confusión de lo que significa ser un hombre o una mujer de los tiempos modernos.

Bajar de peso es, asimismo, una manera de que algunas mujeres eviten desarrollarse como seres sexuales maduros; de que, de hecho, permanezcan en el cuerpo de una niña sin las demandas de intimidad y responsabilidad que acompañan a la edad adulta. Por ejemplo, una sobreviviente de abuso sexual puede sentirse insegura y, como es lógico, razonar —consciente o inconscientemente— que un cuerpo que parezca el de una preadolescente ya no es sexualmente deseable o atractivo. Para ella, perder peso bien podría ser un medio de protegerse y ser menos vulnerable a los ataques.

Las familias suelen ser un factor en el desarrollo o mantenimiento de un trastorno de la alimentación, aunque a veces es difícil determinar si la disfunción familiar es una causa o un efecto. Puede haber predisposición a un trastorno de este tipo en familias con una historia de depresión o alcoholismo, o en las que se imponen a los hijos reglas y expectativas reales o percibidas. Una obsesión con la alimentación y el peso puede ser una manera eficaz de "desaparecer" de esas situaciones familiares infelices o, a la inversa, de centrar la atención lejos de otros problemas en el hogar. Algunos anoréxicos alivian su propia incomodidad controlando o manipulando a quienes los rodean. Por ejemplo, no es raro que una anoréxica haga las compras y cocine todo lo que se come en la casa, mientras ella sufre hambre.

Las relaciones padre/hija(o) y madre/hija(o) suelen ser cruciales para el desarrollo de un trastorno de la alimentación. El "hambre de padre" es un término que se refiere al vacío experimentado por los hijos cuyos padres están ausentes física o emocionalmente, lo cual crea un vacío en la estructura familiar.

En el caso de adolescentes que se encuentren en el umbral de los papeles adultos, la ausencia de un padre que los guíe y les dé confianza puede generar una imagen corporal irrealista, temores en el ámbito alimentario e inseguridad con respecto a sus papeles y su incipiente sexualidad.

La anorexia también se desarrolla como respuesta a las relaciones madre/hija(o) demasiado cercanas. Relaciones como éstas le dificultan a un hijo o una hija crecer por su cuenta, separar su identidad en la etapa de desarrollo apropiada. Los hijos llegan a sentirse de alguna manera responsables de la felicidad de su madre o sentir temor de dejar su protección para vivir en lo que ambos perciben como un mundo exterior hostil. Las madres algunas veces también tienen problemas para dejarlos ir, si su identidad se basa en ser necesarias. En muchos de estos casos, la anorexia simboliza un intento de la hija o hijo de convertirse en un individuo autónomo, con límites lo suficientemente fuertes como para impedir la intromisión.

De igual forma, los miembros de la familia que hacen dietas o comentarios despectivos sobre los gordos envían un mensaje claro de que la delgadez es importante. En casos como éstos, la anorexia puede ser el resultado de competencias de dietas entre los familiares, o una manera de que un miembro, a quien por lo general se le ignora, sea visto y escuchado. Perder peso los hace sentirse poderosos y especiales y les aporta una sensación de valía que de no lograrlo tal vez no exista.

Se considera que un trastorno de la alimentación es una forma de decir algo con el cuerpo que no puede expresarse con palabras y esto es verdad, en especial en las familias cuyas líneas de comunicación no siempre están abiertas.

Hacer dieta se ha convertido en un fenómeno cultural desafortunado, en particular para las mujeres y las jovencitas, cuya autoimagen se vincula de cerca con su imagen corporal. Dependiendo de la dieta específica, a los alimentos se les categoriza como "buenos" o "malos" y ellas se vuelven buenas o malas al comerlos. Algunas veces lo único que se necesita es un comentario crítico de una persona importante, como un entrenador, un padre o un amigo, para empezar a asumir una conducta restrictiva. Bajo circunstancias como las antes mencionadas, hacer dieta fácilmente puede convertirse en una enfermedad.

Por desgracia, el mensaje de que ser delgado es ser mejor está afectando a niños cada vez más chicos. En un estudio realizado con niñas de cuarto año de primaria se descubrió que un 80 por ciento ya había hecho algún tipo de dieta. Muchas niñas no saben que es natural subir de peso durante la pubertad y comienzan a restringir su consumo de alimentos en una época en la que la naturaleza las está preparando para la procreación y necesitan crecer en especial.

Para muchas, las dietas se disfrazan como alimentación saludable, como cuando una dieta vegetariana se manipula y sólo se incluye en ella manzanas y naranjas o cuando un plan alimentario incluye poca o nada de grasa. Con demasiada frecuencia, aun cuando su peso llegue abajo de un cierto punto, muchas jovencitas siguen teniendo problemas para ver su cuerpo con realismo e insisten en que siguen gordas.

A muchas personas con anorexia se les describe como hijas o hijos modelo que siempre han hecho lo que se espera de ellos. Esto tiene su lado negativo, pues al anteponer las necesidades de otros a las propias, no desarrollan un sentido adecuado del ser. La baja autoestima puede generar otras características como el perfeccionismo, la negación de las propias necesidades y la búsqueda de aprobación, todos los cuales son síntomas integrales de la anorexia.

Este deseo de complacer, combinado con el inicio del desarrollo sexual y la capacidad de persuasión de los valores culturales, enfrenta a los adolescentes a un riesgo particular.

Es importante recordar que personas diferentes enferman de anorexia por diferentes razones y que lo que sucede a una puede no sucederle a otra. Cualesquiera que sean las razones, merecen ser escuchadas, respetadas, exploradas y atacadas.

Las siguientes son algunas de las causas que nuestros colaboradores dieron para sus trastornos de la alimentación:

Mi niñez estuvo plagada de temor y dolor. La anorexia me ayudaba a no estar conciente de mis sentimientos, anhelos y necesidades y así sobrevivir.

Es evidente que el abuso emocional de mi padre contribuyó a mi enfermedad. Ahora me he distanciado emocionalmente de mi familia de origen. El proceso ha sido doloroso pero necesario. Mi recuperación dependía de que me rehusara a seguir tolerando una conducta inaceptable.

Utilicé la anorexia para esconderme de los problemas reales, como los de relación, la baja autoestima, la soledad y la timidez.

La delgadez nos da seguridad, atención, actividad. Para mi ser anoréxico, la delgadez era la respuesta a todos mis problemas. Me daba lo que más anhelaba: atención. Mi ser anoréxico era incapaz de ver que la delgadez aportaba una seguridad falsa y que la seguridad (y no la delgadez) es lo que nos hace tener, entre otras cosas, amistades, invitaciones y citas.

¿Cómo saber si tengo un trastorno de la alimentación?

Contestar esta pregunta es difícil porque sólo tú conoces el grado en el que tu preocupación interfiere con tu vida. Sin embargo, si tu respuesta a alguna de las preguntas presentadas a continuación es sí, bien sea que cumplas con los criterios del DSM-IV de anorexia, bulimia u otro trastorno diagnosticado clínicamente, es posible que la alimentación y el peso sean un problema para ti, el cual es necesario atacar. Responde con honestidad:

¿TIENES UN TRASTORNO DE LA ALIMENTACIÓN?

- ¿Te describe a ti la descripción de la sección "¿Qué es anorexia nerviosa?"
- ¿Piensas en comida constantemente?
- ¿Te resulta difícil concentrarte en tus tareas cotidianas, de estudio o de trabajo, por estar pensando en la alimentación y el peso?
- ¿Te preocupa lo que la comida más reciente pueda estar haciéndole a tu cuerpo?
- ¿Experimentas culpa o vergüenza por el hecho de comer?
- ¿Te es difícil comer en público?
- ¿Cuentas las calorías cada vez que comes o bebes?
- ¿Te sientes gorda aunque otras personas te digan que estás demasiado delgada?
- Si te ves delgada, ¿te obsesionas de todas maneras pensando que tu estómago, tus caderas, tus muslos o glúteos están gordos?
- ¿Te pesas varias veces al día?
- ¿Determina el número al que llega tu báscula tu estado de ánimo y el panorama del día?

- Cuando estás momentáneamente satisfecha con tu peso, ¿decides tener aun más cuidado al respecto?

- ¿Te castigas con más ejercicio o restricciones si no te gusta el número que ves en la báscula?

- ¿Haces ejercicio durante más de 45 minutos, cinco veces a la semana, con el objetivo de quemar calorías?

- ¿Haces ejercicio con miras a bajar de peso aunque estés enfermo o lesionado?

- ¿Le asignas a los alimentos los calificativos de "bueno" o "malo"?

- Si consumes un alimento "malo" o prohibido, ¿te reprendes a ti misma y compensas este acto no haciendo tu siguiente comida, purgándote o aumentando tu programa de ejercicio?

- ¿Vomitas después de comer o utilizas laxantes o diuréticos para mantener bajo tu peso?

- ¿Limitas seriamente tu consumo de alimentos?

Un profesional familiarizado con el tratamiento de trastornos de la alimentación puede darte información honesta respecto a la gravedad de tu situación y consejo sobre lo que te conviene hacer. Sin duda, compartir tus pensamientos, tus preocupaciones y sentimientos con alguien que te escuche en forma comprensiva y no te juzgue será útil y reconfortante, incluso motivante. Pero si no estás preparada para cambiar tu conducta, al menos mereces ayuda para conservar tu seguridad física y médica, y esto es algo que un profesional con experiencia en el tratamiento de la anorexia puede hacer por ti.

En mi clase de gimnasia me decían todo tipo de apodos por mi obesidad y el peso se convirtió en un gran problema. Estaba destrozada por dentro. No sabía entonces que esto me causaría años de dolor psicológico y físico.

Mantuve una "dieta" estricta durante diez años hasta que acabé por darme cuenta de que mi vida no era mía. Ahora estoy en tratamiento para recuperarme de la anorexia.

¿Es peligrosa la anorexia nerviosa?

Desde luego que sí. La anorexia nerviosa tiene una multitud de complicaciones médicas, desde las leves hasta las graves. De hecho, se cree que de 5 a 20 por ciento de los anoréxicos muere, usualmente por complicaciones relacionadas con la inanición autoinfligida, como: problemas cardiacos, renales o de múltiples órganos, o enfermedades como la neumonía que pueden deberse a la incapacidad de luchar contra la infección... todo provocado finalmente por la anorexia. Estudios demuestran que, cuanto más tiempo se ha sufrido este mal, más alta es la tasa de mortalidad. Alguien que ha sido anoréxico durante cinco años tiene cerca de 5 por ciento de probabilidades de mortalidad, pero la tasa aumenta a 18 por ciento en el caso de aquellos que la han padecido crónicamente durante 30 años.

Analicemos en mayor detalle algunas de las complicaciones que pueden surgir cuando se sufre anorexia.

Problemas cardiacos

La inanición, la comilona y la purga llevan a desequilibrios en los electrólitos, que, al igual que el sodio, el potasio y el cloruro, son químicos que ayudan a regular el ritmo cardiaco. Cuando se presenta la deshidratación, los electrólitos como el potasio están en un nivel bajo y esto puede provocar arritmia cardiaca, es decir, un ritmo cardiaco irregular: demasiado rápido, demasiado lento o inapropiado. Si bien es cierto que ciertas arritmias no son peligrosas y pueden incluso desaparecer una vez que el cuerpo recobra la salud, otras son en extremo peligrosas y llegan a ocasionar un paro cardiaco. Al igual que en la ruleta rusa, no hay garantía respecto a quién desarrollará una arritmia u otra consecuencia seria.

Además de afectar el ritmo del corazón, la anorexia puede tener impacto en su tamaño. Cuando las personas sufren hambre y bajan de peso, no sólo pierden grasa sino masa muscular y, puesto que el corazón es un músculo, la inanición puede ocasionar decrementos en la masa y el tamaño de la cámara.

Asimismo, para que el corazón pueda latir, los pulmones trabajar y la sangre correr por nuestras venas, el cuerpo requiere energía. La inanición provoca una crisis de la misma, en respuesta a la cual el cuerpo literalmente baja su velocidad para conservar la poca energía que le queda y llevar a cabo las funciones básicas necesarias para mantener la vida. Además de esta disminución del metabolismo, el ritmo cardiaco disminuye, estado llamado bradicardia. Los corazones de muchas mujeres tienen un promedio de 80 latidos por minuto pero los de algunas anoréxicas han llegado a bajar a hasta 25 latidos por minuto.

Trastornos gastrointestinales

Uno de los problemas más comunes vividos por quienes sufren anorexia es el retraso en el vaciado de los intestinos, lo cual en esencia significa que los alimentos salen del estómago con mayor lentitud con que lo harían si el cuerpo estuviera saludable. Muchos anoréxicos se quejan de que se sienten indebidamente hinchados y "llenos" después de una comida modesta y algunos se sienten satisfechos luego de sólo unos bocados. En tanto esta incomodidad se basa en un estado físico real, tiende a desaparecer una vez que el consumo de alimentos se normaliza.

Los anoréxicos que vomitan corren el peligro de sufrir hemorragias internas, úlceras y gastritis, una dolorosa inflamación del recubrimiento del estómago. El vómito puede provocar hinchazón y dolor en el esófago y una tensión indebida del estómago, arriesgando a ambos a desgarrarse, condición que puede ser mortal a menos que se le preste atención médica inmediata. El vómito causa también el aumento de las glándulas salivales —en ocasiones descritas como "mejillas de ardilla"—, pérdida del reflejo de la arcada y se le ha relacionado con el desarrollo de hernias hiatales.

El estreñimiento es un padecimiento común generado por un consumo inadecuado de fibra y alimentos. Algunas personas tienen una movilidad intestinal tan reducida que requieren atención médica. El abuso de laxantes y la realimentación agresiva constituyen un riesgo de perforación de los intestinos, que puede requerir una intervención quirúrgica. También, el intestino delgado suele perder la capacidad de absorber los nutrientes y los minerales.

MÁS RIESGOS Y COMPLICACIONES

- Amenorrea: debida a una menor producción de estrógenos, lo que causa que las mujeres dejen de ovular y menstruar

- Anemia: un trastorno de la sangre caracterizado por la reducción del número de glóbulos rojos, o por la baja de la hemoglobina; aminora la capacidad del cuerpo de llevar oxígeno de los pulmones a sus tejidos; suele deberse a una deficiencia de hierro

- Hacer comilonas: un efecto de la inanición

- Contusiones o heridas

- Menor funcionamiento testicular: algunos estudios revelan una disminución de la testosterona y de ciertas hormonas masculinas

- Caries y decoloración de la dentadura

- Depresión del sistema inmunológico

- Mareo

- Piel reseca; cabello y uñas quebradizos

- Hidropesía: retención de agua, por lo regular en los tobillos y los pies

- Anormalidades endocrinas

- Desmayos

- Colesterol alto: un efecto de la inanición que no necesariamente garantiza una dieta de colesterol bajo

- Hiperactividad

- Hipoglicemia

- Mayor riesgo de osteoporosis: los huesos pierden densidad y se fracturan con facilidad

- Insomnio

- Cetosis: excesiva acumulación de cuerpos cetónicos en la sangre y la orina, lo cual es indicativo de que el cuerpo está digiriendo sus reservas de grasa como su única fuente de energía

- Deficiencia o daño renal: usualmente debida(o) a la deshidratación; puede empeorar con el uso de diuréticos

- Lanugo: crecimiento de vello fino en el cuerpo, que es un intento de éste de conservar su calor cuando se agotan las reservas de grasa

- Daño hepático: condición que suele ser irremediable

- Pérdida de cabello en la cabeza

- Baja presión arterial

- Baja temperatura corporal: provoca que los anoréxicos sientan frío

- Calambres y debilidad muscular: por lo regular debidos a desequilibrios de los electrólitos

- Pancreatitis: hinchazón dolorosa del páncreas evidenciada por fuerte dolor y distensión abdominal y fiebre

- Sensibilidad a la luz y al sonido

- Piel amarilla: también llamada hipercarotinemia

Mi esposo bajó 20 kilos en seis meses. Casi todos piensan que se está muriendo de algo sin sospechar que se trate de anorexia porque por lo general éste es un padecimiento femenino. Me he dado cuenta de que choca con las paredes y está extremadamente cansado. Estoy muy preocupada.

Entré y salí repetidas veces de las salas de urgencias por deshidratación hasta que un interno mencionó por primera vez las palabras "anorexia nerviosa". Por lo regular me aplicaban inyecciones y suero y me enviaban a casa; eso me permitía continuar en mi estado de negación de mi verdadera enfermedad.

Me mareé e incluso me desmayé varias veces. Le dije a mis padres que era una fuerte gripe, pero para ellos fue una señal de que debía someterme a tratamiento.

¿Qué pensamientos y sentimientos se relacionan con la anorexia?

La anorexia influye en nuestra vida en general, destruyendo no sólo el cuerpo sino la mente y el espíritu. Aunque se empiece a hacer dietas como una manera de obtener autoestima y control, éstas llegan a convertirse en una prisión de pensamientos dolorosos y emociones confusas.

Cabe resaltar que los anoréxicos están intensamente preocupados con respecto a la alimentación; no pueden dejar de pensar en ella. Sin embargo, se ha demostrado que la preocupación por la alimentación es uno de los efectos de la inanición autoinfligida, como se documenta en un conocido estudio realizado por Ancel

Keys y sus colegas de la Universidad de Minnesota. Los investigadores trabajaron con 36 varones saludables y psicológicamente normales y redujeron su consumo de alimentos a la mitad, ocasionando que bajaran cerca del 25 por ciento de su peso corporal. Keys estudió su conducta durante un periodo de seis meses de restricción de alimentos y tres meses de rehabilitación. La inanición impuesta provocó comilonas, preocupación por la alimentación, errores de juicio, falta de concentración, depresión, ansiedad, irritabilidad, aislamiento social y baja autoestima... todos síntomas de anorexia.

El estudio aclara la importancia de subir de peso para poder recuperarse, debido a las incapacidades mentales y emocionales asociadas con la pérdida de peso. Las víctimas no pueden pensar con la claridad suficiente para tomar decisiones adecuadas, resolver problemas o aprovechar todos los beneficios de la terapia. Están atrapadas en métodos de pensamiento perjudiciales, como el del "blanco o negro", en el cual todo se divide en categorías extremas. Por ejemplo, a los alimentos se les califica como "buenos" o "malos", los cuerpos son "gordos" o "delgados" y no tener el control completo significa no tener control en absoluto. No hay puntos medios. Otros ejemplos de modelos de pensamiento negativo son la magnificación de los problemas, el pensamiento mágico y tomar a modo personal comentarios o situaciones.

Estos modelos distorsionados y habituales se basan en sistemas de creencias profundamente arraigados, que dificultan en gran medida el cambio. Las anoréxicas y anoréxicos tienden a creer que sólo pueden ser felices si son delgados y que la autocomplacencia es un signo de debilidad. Lo más destructivo de todo ello es la creencia subyacente de la propia falta de valor, la cual está ineludiblemente vinculada a su talla corporal. "Estoy

gordo y la gordura es mala" o: "Soy malo si como". Estas creencias profundamente arraigadas hacen posible que las personas
con anorexia nieguen sus necesidades reales de nutrimento y
autonutrimento. Tal vez piensen que si no comen serán más pu-
ras, más limpias o más saludables, pero en realidad están ham-
breando sus cuerpos y sus almas.

La inanición no sólo afecta los modelos de pensamiento, sino
también los sentimientos. Un supuesto común es que la anorexia
entorpece las emociones, pero eso no es por completo cierto. Tal
vez sea más preciso decir que un trastorno de la alimentación
sirve como distracción de ciertas emociones al desviarlas hacia la
alimentación y los rituales relacionados con el peso. Los sentimientos dolorosos o inaceptables se traducen en sentimientos
que tienen que ver con la alimentación y con el cuerpo. Por
ejemplo, lo que parece ser un intenso miedo a la gordura o una
necesidad de control oculta sentimientos más profundos, como el
enojo, el rechazo o la depresión.

Muchas de las maneras en que manejamos nuestros sentimientos se aprenden a una edad temprana. Los niños que crecen
en familias donde no se satisfacen sus necesidades emocionales
no tienen la oportunidad de expresar los sentimientos normales del crecimiento. Algunas familias no desean enfrentar emociones negativas, como la ira o la desilusión y los niños aprenden a
vigilar o reprimir sus emociones. Una anoréxica que no ha tenido experiencia en identificar y hablar de sus sentimientos no
podrá señalar con exactitud lo que siente o tal vez dé por hecho
que sus sentimientos son malos y que ella es mala por tenerlos.

La anorexia sirve como una manera de mantener a raya los
sentimientos. Por desgracia, esta enfermedad trae consigo su propia carga de vergüenza, soledad y temores que después se colo-

can por encima de los sentimientos negativos originales. La euforia artificial que se logra al bajar de peso se convierte en temor de perder ese control y posiblemente en vergüenza.

Aun el sentimiento de éxito que acompaña a la voluntad sobrehumana de no comer se ve moderado con las dudas respecto a sí mismo. Los anoréxicos nunca pueden ser lo suficientemente delgados o buenos para hacer algo que no sea bajar de peso. Algunas veces, otras personas complican el problema haciéndoles cumplidos sobre su delgadez, por ejemplo: "Te ves muy bien, me gustaría poder bajar de peso como tú". Las anoréxicas y anoréxicos en recuperación deben estar al tanto de que este tipo de reacción es típico de una cultura que valora la delgadez en grado sumo y que el éxito no se mide por normas externas, como la talla de nuestro cuerpo.

El éxito real se mide por la manera en que uno piensa y siente en su interior. Todos los anoréxicos reconocen que sus pensamientos y sentimientos cambian dramáticamente en la recuperación, y se convierten en personas más positivas, alegres, expresivas y fuertes.

Me era difícil concentrarme en casi nada. Mi mente vagaba en clase y para hacer bien cualquier tarea requería tres veces más tiempo del necesario. Cuando recuerdo la energía que desperdiciaba en contar calorías y pensar en la alimentación, me siento triste. Era una existencia muy vacía y sola.

La anorexia enmascaraba mis sentimientos tan bien que no siempre los reconocía. Entonces no podía enfrentar ningún tipo de enojo, pero ahora lentamente estoy aprendiendo a aceptarlo como una parte mía.

La recuperación me reconectó con mis verdaderas emociones. Ahora las siento mucho más intensas y de alguna forma más reales. ¡Tengo una gran esperanza y un gusto por vivir que nunca pensé tener!

¿Qué papel desempeña el ejercicio?

La mayoría de los anoréxicos consideran que el ejercicio es su mejor amigo porque es un activo valioso en su búsqueda de la delgadez. Sin embargo, para alguien que consume demasiadas pocas calorías, el ejercicio mantiene al cuerpo en un estado continuo de carencia y de hecho sirve como un método de purga. El ejercicio libera a la persona de los sentimientos de culpa relacionados con la autocomplacencia: cuanto más se come, más riguroso deberá ser el régimen de ejercicio. Es una forma de autocontrol, de negarle al cuerpo su necesidad de descansar y la necesidad del alma de aceptar lo que falta en nuestra vida.

El ejercicio compulsivo, también llamado "anorexia de actividad" o "ejercicio obligatorio" es un síntoma común de la anorexia. Además de las formas tradicionales de ejercicio, como correr o practicar deportes de conjunto, los anoréxicos parecen estar en perpetuo movimiento, subiendo y bajando escaleras, haciendo sentadillas a media noche, incluso balanceando las piernas o las rodillas cuando están sentados.

Muchos anoréxicos hacen ejercicio a tal grado que les queda poco tiempo para los amigos, la familia, la escuela, el trabajo y otros aspectos de la vida. Algunos experimentan sentimientos de superioridad por ser capaces de hacer más ejercicio que otras personas, de la misma manera en que bajar de peso cuando otros no pueden hacerlo les otorga un sentimiento de poder.

Los anoréxicos y anoréxicas aumentan la posibilidad de riesgos cardiacos excediéndose en el ejercicio. Practicarlo cuando nuestro cuerpo ya está agotado lleva a la deshidratación, la cual causa —como ya describimos— desequilibrios de los electrólitos y complicaciones cardiacas. Cuando alguien está cansado y débil, hacer ejercicio provoca lesiones, comúnmente esguinces y fracturas. Asimismo, un cuerpo hambreado requiere más tiempo para sanar que uno saludable, y puesto que los anoréxicos se sienten obligados a reanudar el ejercicio antes de estar completamente bien, suelen sufrir lesiones aun mayores.

La gente me felicitaba por ser tan disciplinado. Hacía ejercicio con nieve, hielo, lluvia o sol. Mis conocidos me decían que seguro estaba en muy buena condición: un cuerpo firme debajo de todas mis capas de ropa. No tenían idea de lo débil y cansado que me sentía todo el tiempo. Lo que quería era acurrucarme y dormir la siesta pero me sentía demasiado impulsado a eliminar con ejercicio la comida de ese día como para permitirme descansar. Temía que si no hacía ejercicio, aunque estuviera débil, enfermo o cansado, engordaría.

Planeaba mi día alrededor del ejercicio. Cuánto podía comer dependía de cuánto tiempo y cuántas veces al día hacía ejercicio. Las citas con mis amigos dependían de mi programa de ejercicios. Recuerdo que hacía aeróbicos siguiendo una videocinta mientras escuchaba el teléfono sonar y a mis amigos dejar su mensaje en la contestadora. No había manera de que quisiera detenerme para

*hablar con ellos. Estaba demasiado ocupada quemando esas ca-
lorías y asegurándome de que mi estómago siguiera plano.*

*Solía hacer un programa diario en el que ocupaba cada minuto.
El ejercicio estaba incluido por todas partes. Veamos: de 9 a 11:30
de la mañana tenía clases, de 11:30 a 12:00 corría en el gimnasio
y regresaba a tomar clases hasta las 15:00. Corría todo el camino a
casa para estudiar y llenaba mis descansos del estudio con sentadillas, planchas y carrera fija... pero sin hacer ruido para que mis
padres no me escucharan.*

¿Está relacionada la anorexia nerviosa con el trauma sexual?

Se han realizado numerosos estudios para determinar la existencia de una historia de abuso sexual en los pacientes con trastornos
de la alimentación y los descubrimientos han sido controversiales.
Las cifras varían entre 7 y 74 por ciento, aunque la mayoría muestra que entre 20 y 69 por ciento de las(os) anoréxicas(os) y las(os)
bulímicas(os) han sido víctimas de abuso. Los datos son similares
en la población general, que muestra un rango de entre 27 y 67
por ciento. Por tal razón, algunos investigadores plantean que el
abuso sexual no es una causa significativa de los trastornos de la
alimentación, teoría con la cual no estamos de acuerdo. Las di-
ferencias en estas cifras probablemente tienen que ver con el
estigma relacionado con delatar los casos de incesto, violación y
acoso. El hecho de que en los 60 se pensaba que la incidencia era
de sólo 1 en 1,000 indica cuán lejos hemos llegado en la apertura y
revelación de estos casos. Sean cuales sean los números reales, la

anorexia funciona como un escudo leal para los sobrevivientes, cambiando la atención del suceso traumático a una intensa preocupación por la alimentación y el peso.

Sin embargo, es importante observar que no todos los que han sufrido abuso sexual desarrollan anorexia *y* no todos los anoréxicos han sido abusados sexualmente. Sólo hay esta conexión en el caso de algunas personas, y es para ellas que analizaremos ese punto más a fondo.

Ser abusado sexualmente, una o cien veces, es una experiencia demoledora que provoca sentimientos insoportables de cólera, vergüenza, humillación, desamparo y dolor. Los sobrevivientes del abuso encuentran muchas maneras de enfrentar sus aterradoras experiencias y todas las avasalladoras emociones que las acompañan. Algunos se desdoblan durante la experiencia y reprimen el recuerdo, y lo único que consiguen es que éste salga a la superficie años después. Otros se esconden del dolor recurriendo a las drogas, el alcohol, la comida o la promiscuidad.

Una teoría propone que las personas que fueron abusadas sexualmente no tuvieron control sobre lo que sucedió con su cuerpo y posteriormente desarrollaron trastornos de la alimentación como una manera de recuperar ese control.

Sostiene que, particularmente en el caso de quienes se vieron forzados a practicar sexo oral, el propio acto de comer se convierte en una recreación del trauma mismo. La purga o la negativa a comer se vuelve entonces un camino viable para aliviar no sólo sus sentimientos inmediatos de incomodidad, sino también los de impotencia.

En su capítulo del libro *Sexual Abuse and Eating Disorders*, Ann Kearney-Cooke y Ruth Striegel-Moore analizan en detalle el tema del control:

Para el cliente con un trastorno de la alimentación, recobrar la seguridad perdida durante el abuso se asocia con ser capaz de restringir las "malas" conductas y tomar sólo alimentos "buenos". Aun más, restablecer el control se relaciona con no necesitar a nadie, con aislarse en una "isla anoréxica", con convertirse en un sistema autosuficiente en el cual uno nunca se sentirá vulnerable a la traición de otras personas. La necesidad de ser "perfecto" para encubrir la "maldad", la "suciedad", la "fealdad" o el abuso llega a asociarse con estar en completo control de nuestra apariencia (por ejemplo, no tener un cabello fuera de su lugar); de nuestras necesidades y sentimientos (por ejemplo, nunca sentir hambre de alimentos, de contacto humano o de contacto sexual), y de nuestras relaciones con los demás (por ejemplo, nunca ser desilusionado de nuevo).

Para muchos sobrevivientes, la anorexia puede servir también como una manera de hacer sus cuerpos menos deseables a posibles abusadores. En un sentido, los adolescentes maduros niegan su sexualidad regresando a un estado prepúber y de hecho la amenorrea es uno de los criterios para diagnosticar anorexia. Otra interpretación es que la persona intenta adelgazar tanto para en esencia desaparecer, ocultando así no sólo su cuerpo sino también la vergüenza o la "maldad" de su ser. En este lento suicidio, se siente segura.

Sea cual sea el vínculo —control, miedo, estrategias de enfrentamiento de los problemas o una combinación de éstas y otras—, la curación del abuso sexual requiere compasión, interés y ternura por parte de la persona y de quienes la atienden. Los sobrevivientes deben abrirse gradualmente y hablar sobre sus experiencias y sentimientos. Cuando el trauma se ve acompañado de un trastorno de la alimentación, el proceso de curación se hace más complejo, pero con el ritmo apropiado es manejable. La recuperación es un proceso que permite al participante reclamar partes perdidas de su ser.

Con valor, resistencia y delicadeza puede reconstruir lo que resultó profundamente dañado o destruido.

En un capítulo de su libro *Full Lives*, Eileen T. Bills describe cómo el incesto en la infancia la llevó a la anorexia:

La pubertad reavivó con intensidad todos los conflictos que rodearon mi abuso. No quería crecer y ser un ser humano sexual. La sola idea despertaba en mí un gran terror. Un cuerpo en desarrollo, la sexualidad, la culpa, la vergüenza, la impotencia y estar fuera de control eran una misma cosa... y yo no quería nada de eso.

La pubertad era una experiencia demasiado dolorosa para permitir que avanzara. (En retrospectiva, me sorprende cuán poderosa es la psique. ¡Dejé de menstruar incluso antes de bajar de peso!) En el aspecto emotivo, tenía aún ocho años de edad. No había esperanza de integrar los aspectos sexuales de mi cuerpo en proceso de maduración a mi ser como persona completa, porque no lo era.

Ahora puedo percibir con claridad la elección que hice entonces. Mi cuerpo, mi feminidad y mi sexualidad se convirtieron en el enemigo porque, de no ser por ellos, esos viles actos sexuales no habrían ocurrido. No habría sido presa de otros que usaron mi cuerpo —me usaron a mí— para satisfacer sus necesidades egoístas... Verdaderamente creía que... me estaba purificando al sentir la torturante presión en mi estómago por no comer o por hacer agregados especiales a mi rutina de ejercicios.

La historia de Monika, presentada en el capítulo 2, es otro ejemplo de la relación entre el abuso sexual y la anorexia. Los siguientes son comentarios de otras mujeres:

En tanto estuviera obsesionada con el conteo continuo de calorías, con pesarme, hacer ejercicio y esforzarme por bajar de peso (y lograrlo), no tuve nunca que enfrentar el abuso sexual. Estaba demasiado atrapada en pensar en la comida para prestar atención a cuán temerosa, sucia y herida me sentía por dentro.

Ser demasiado delgada distraía a la gente, no le permitía conocerme y enterarse de todos los secretos que guardaba en mi interior respecto a mi abuso. Pensé que esto era bueno porque no quería que nadie se enterara de esas cosas.

¿Qué problemas especiales enfrentan los hombres que sufren anorexia nerviosa?

Si bien se estima que 15 por ciento de los anoréxicos son varones, pocos de ellos recurren a tratamiento clínico. La orientación sexual y ciertas ocupaciones son algunos de los factores que aparentemente aumentan el riesgo de que los varones desarrollen trastornos de la alimentación. Las estadísticas muestran que los hombres homosexuales, bisexuales y asexuales se encuentran en los grupos de más alto riesgo. Aquellos con trabajos orientados a la apariencia como el modelaje o la actuación y los empleados en ocupaciones tradicionalmente femeninas, como la enfermería y la preparación de alimentos, también parecen enfermar de anorexia a una tasa superior que la población masculina general. Los varones que mayor riesgo corren son los que practican deportes que requieren que "hagan peso", como la lucha y la gimnasia. Sin embargo, pese a estas generalizaciones, hombres de todas las edades y todos los medios desarrollan este tipo de trastornos.

Hombres y niños desarrollan anorexia por muchas de las mismas razones que las mujeres y experimentan conductas y sentimientos similares. Puesto que los trastornos de la alimentación se han considerado principalmente "trastornos femeninos", la vergüenza y la culpa vividas por los hombres pueden ser más agudas y contribuir aun más a lo que tal vez sea ya un sentimiento de baja autoestima. En tanto la presión social con respecto a la delgadez permite a muchas personas "entender" la anorexia de una mujer, ha faltado una compasión similar hacia los hombres. Ésta puede ser la razón primordial por la que históricamente tan pocos de ellos consultan a los médicos.

Cuando un hombre se decide a entrar a tratamiento en un programa o grupo particular, es probable que descubra que es el único varón. Un grupo de apoyo formado sólo por hombres es raro. Si bien algunos dicen que agradecieron en gran medida la sensibilidad de sus compañeras de grupo, otros se sintieron incluso más aislados en su intento de mejorar.

Asimismo, no hay mucha información disponible para y acerca de hombres con trastornos de la alimentación. En tanto abundan los libros sobre éstos y el feminismo, los roles madre/padre y las presiones culturales para las mujeres, hay muy pocos dirigidos en específico a hombres y problemas alimentarios. Además, los programas de educación y prevención se orientan principalmente a mujeres jóvenes, cuando que los hombres jóvenes son igualmente susceptibles a estereotipos culturales y a menudo recurren a medios desesperados para cambiar su cuerpo, como el abuso de esteroides y hormonas de crecimiento.

Los siguientes son los puntos de vista de dos hombres:

Si estudiamos las conductas y los conflictos relacionados con la anorexia, vemos que este padecimiento es muy parecido sea uno hombre o mujer. Yo nunca intenté encontrar un grupo de apoyo o centro de tratamiento exclusivo para hombres. Nunca sentí que fuera necesario. Las mujeres con las que compartí el proceso me ayudaron mucho. Siempre intentaron comprenderme y creo que lo hicieron.

Algunas veces es más difícil que la gente entienda que uno está preocupado por su peso y que, sí, eres hombre. No parece ser el tipo de cosa que puedas mencionarle a alguien y esperar que te comprenda. Una mujer puede decir: "Soy anoréxica" y los demás reconocer la gravedad de su situación, pero si un hombre dice lo mismo, la otra persona se limita a observarlo con un signo de interrogación en la mirada.

¿Cómo afecta la anorexia nerviosa las relaciones?

La anorexia es un desorden que aísla en muchas maneras. Se dedica tanta atención a los problemas alimentarios que queda poco tiempo para las relaciones. Incluso cuando las anoréxicas encuentran una manera de estar con la familia y los amigos, la enfermedad los separa. Las conversaciones que se enfocan en las preocupaciones genuinas acerca del peso, la forma de comer y de hacer ejercicio de la anoréxica, guiadas por la esperanza de que cambie, tan sólo aumentan la presión. Ella se ve gorda, ellos la ven delgada. Ella desea el control, ellos desean quitárselo.

Podría parecer natural, entonces, que la solución fuera simplemente dejar de concentrarse en la anorexia, permitiendo que las relaciones profundizaran. No es así. El trastorno mismo nubla las emociones y los vínculos. Al preguntárseles qué les gusta y qué no les gusta, o cómo se sienten, las personas con anorexia se sienten perdidas, distanciadas de sus propias respuestas a estas preguntas. Sus vidas giran tan completamente alrededor de su mal que han perdido la conexión más importante de todas —aquella consigo mismas— y junto con esa conexión se van los pensamientos y sentimientos acerca de casi todos los demás asuntos de la vida. Mientras la anorexia sea su mejor amiga, ellas permanecerán separadas de sí mismas y de los demás.

Este problema se agrava con las muchas celebraciones y reuniones sociales que se centran en la comida. Es fácil que una anoréxica o anoréxico se sienta agobiada(o) en todas estas situaciones que van de las comidas familiares y descansos de los estudios a los banquetes deportivos, recepciones de bodas y fiestas de graduación. En estos escenarios, se angustia pensando en cómo evitará comer sin llamar la atención hacia sí misma(o) y las bien intencionadas conversaciones que con seguridad seguirán. Si la presión es demasiado grande y sencillamente no puede evitar comer, el resto de la reunión lo pasará tratando angustiosamente de imaginar cómo compensará lo que comió. Las celebraciones no son para nada una celebración para una anoréxica y los temores que las acompañan tristemente tienen precedente por encima de sus relaciones, aislándola en un mundo oculto y solitario.

Un paso importante en el proceso de recuperación es aventurarse a salir de los rígidos métodos de la vida anoréxica y reconectarse con los seres queridos. Conforme el dominio de la anorexia se va deshaciendo, las relaciones se hacen posibles. Jean Rubel lo explica:

> Finalmente aprendí a entablar y mantener tanto amistades íntimas como casuales, algo que consideraba imposible cuando era más joven y moría mil muertes al día debido a la timidez. He aprendido cómo tomar la iniciativa, cómo acercarme a las personas en vez de esperar que ellas me vieran y dieran el primer paso. ...También he aprendido a ser asertiva con mis amistades, no egoísta y demandante, sino respetuosa de mis necesidades y de las de la otra persona. Si quiero algo, lo pido. No espero que alguien me lea la mente o se anticipe a mis necesidades. Al principio era difícil solicitar lo que necesitaba. Solía decir que prefería estar sola que pedir tiempo de calidad o una caricia a alguien. Me sentía terriblemente vulnerable si admitía que no era por completo autosuficiente. Sin embargo, llegó el momento en que me di cuenta de que si esperaba que otras personas se dieran cuenta de que necesitaba algo, tendría que esperar un tiempo largo y tremendamente solitario.

Otras mujeres anoréxicas escribieron lo siguiente sobre sus relaciones y cómo cambiaron con su recuperación:

La propia naturaleza de un trastorno de la alimentación previene el desarrollo de las relaciones. ¿Cómo podría tener una relación con alguien basada en la honestidad y la verdad, si yo mentía constantemente acerca de cuánto comía o no comía, cuánto ejercicio hacía, cuánto me purgaba?

La anorexia y los problemas relacionados con ella hicieron que me aislara de la mayoría de la gente. No salía con nadie, tenía pocas amistades y pensé que no le importaba a mi familia. Me atemorizaba salir de casa y enfrentar al mundo.

Lo triste es que ni siquiera me daba cuenta de que estaba empujando a la gente a alejarse. Mi enfermedad me cegaba. Especialmente cuando mis seres queridos me decían que tenía un problema, yo los bloqueaba aun más, porque escucharlos me enloquecía.

Mis relaciones han mejorado drásticamente con la recuperación. Soy más abierta y honesta, puedo expresar mis pensamientos y sentimientos. Mis relaciones se basan en caerle bien a las personas por lo que soy, no por lo que hago o por cuán delgada puedo ser.

¿Se recupera la gente?

¡Claro que sí! Este libro y muchos otros sobre el tema no existirían si no fuera así. ¿Se recuperan todos los anoréxicos? No. Estudios indican que probablemente un tercio de la población anoréxica se recupera por completo, en tanto que otro tercio alcanza un nivel de mantenimiento y el tercio restante sigue crónicamente enfermo o muere... muchos de ellos sin nunca acudir a tratamiento. Tal vez la pregunta más importante para ti, lectora, lector, sea: "¿Puedo recuperarme yo?" y la respuesta es un sí fundamentado. Como es obvio, quienes son sinceros en cuanto a su deseo de mejorar y están dispuestos a esforzarse tienen una probabilidad excelente de vencer por completo la anorexia o al menos mejorar su situación actual. Sin duda, es una enfermedad difícil de tratar; de ahí la importancia de trabajar con un terapeuta experimentado y con éxito en el tratamiento de trastornos de la alimentación.

Existen muchos conceptos diferentes respecto a en qué consiste la recuperación. Algunos creen que se trata de un proceso continuo y que las personas con estos trastornos siguen aumentando su perspectiva y quizá mantienen periodos asintomáticos durante toda su vida. Los adeptos a este modelo de "recuperación" creen que es necesario permanecer alerta y consciente del hecho de que su trastorno de la alimentación, o alguna otra conducta compulsiva, podría presentarse de nuevo durante periodos de estrés. Aunque aseguren firmemente que, si bien su padecimiento tal vez no impida ya su capacidad de vivir su vida de forma completa, también creen que siempre será parte de ellos. Caroline Adams Miller describe el modelo de "recuperación" o "en recuperación", popular en los grupos de doce pasos y adicciones, en lo que se refiere a su relación con los trastornos de la alimentación:

> Creo que es muy posible vencer un trastorno de la alimentación y crear hábitos de alimentación "normales" y libres de culpa, pero también creo que es muy difícil que una persona adictiva evite cambiar a otra obsesión que altera el estado de ánimo, ya sea la espiritualidad, el sexo, irse de compras, tomar cafeína, alcohol, consumir drogas o hacer ejercicio. Éstas son las raíces profundas que me llevaron a abusar de la comida en primer lugar, y dado que siempre tendré el mismo tipo de personalidad, siempre estaré en un estado mental de recuperación, abierta a nuevas cosas, nuevas posibilidades, nuevo crecimiento.

Este modelo particular de recuperación ha tenido muchos beneficios diferentes que ofrecer a quienes lo siguen. El modelo de "recuperación" brinda a las personas que recaen ocasionalmente explicaciones alternativas satisfactorias por la falla, lo cual les impide castigarse por no ser lo suficientemente fuertes o comprometidas. Ofrece también planes y parámetros de alimentación particularmente útiles en las etapas iniciales de la recuperación, cuando comer en forma saludable llega de hecho a vivirse como una pérdida de control. Algunas veces llamado el método de "abstinencia" en los programas de drogas y alcohol, a los anoréxicos en recuperación se les anima a abstenerse de alimentos o situaciones que desencadenen su conducta restrictiva.

Por otro lado, el modelo "recuperado" sostiene que la gente puede liberarse por completo de la anorexia. Pueden comer una amplia variedad de alimentos, incluyendo aquellos que alguna vez se negaron vehementemente a tocar, sin preocuparse por la inanición, las purgas, el conteo de calorías o su peso. Si bien es necesario realizar gran parte del mismo trabajo sin importar el método utilizado para la recuperación, este modelo sostiene que para algunos, los pensamientos negativos y las conductas autodestructivas relacionadas con el trastorno de la alimentación pueden resolverse por completo y convertirse en parte del pasado.

Aunque ambas autoras consideramos que estamos "recuperadas" por completo, respetamos los dos anteriores modelos de recuperación y reconocemos que lo que funciona para una persona no necesariamente lo hace para otra. Escoge el que sientas que será el adecuado para ti dada tu etapa particular de curación y ten en cuenta que esta elección no es obligatoria. La recuperación es un proceso de aprendizaje y cada victoria se convertirá en una parte activa y continua de tu vida, sin importar cómo se ha encarado la batalla.

Creo que la recuperación de cada persona es única y que cada una tiene una diferente definición de este proceso. En lo personal, es probable que siempre esté de alguna manera consciente de lo que como y de mi peso, pero cada año la obsesión disminuye.

Sí creo que es posible recuperarse. Es un proceso que avanza día con día y a veces minuto a minuto. Se requiere un gran esfuerzo, pero realmente vale la pena. Mi vida ha mejorado muchísimo.

No hay nada que ganar diciéndole a quien ha optado por la inanición que es impotente. Tiene que aprender que el poder de curarse está en su interior. Un trastorno de la alimentación es sólo un síntoma de que algo está gravemente mal en su vida. De hecho, es una invitación a crecer, en lo emocional y en lo espiritual. Cada crisis es una oportunidad. En vez de decirse que es impotente, es necesario que afirme que es capaz de cambiar y sanar su vida. Quizá en un principio no lo crea, pero si continúa afirmándolo, llegará a convencerse y comenzará a disfrutar su vida auténtica.

¿Cuánto tiempo se requiere para recuperarse?

No hay respuesta a esta pregunta. Se ha encontrado una correlación entre la duración de la anorexia y el tiempo que probablemente se necesite para recuperarse de ella. Por lo general los pacientes jóvenes avanzan con más rapidez y tienen una tasa mayor de éxito que aquellos que han sufrido el padecimiento durante muchos años. Sin embargo, incluso aquellos que se han restringido crónicamente durante veinte años o más pueden terminar su obsesión con la delgadez... y lo logran. Asimismo, algunos estudios indican que, cuanto más bajo es el peso al comenzar el tratamiento, peor es el diagnóstico. Investigadores que realizaron un estudio de seguimiento de doce años demostraron que los anoréxicos que empezaron el tratamiento con un peso anoréxico "bueno" o "intermedio" tuvieron mejores resultados que aquellos que estaban mucho más delgados, 60 por ciento o menos de su peso normal esperado.

En las etapas iniciales, tiende a creerse que recuperación significa alcanzar y mantener un cierto peso. No obstante, conforme se desarrolla el proceso de recuperación, la atención gira hacia el interior de la persona, para explorar el origen, el principio y los avances del trastorno de la alimentación, lo cual a su vez lleva a un entendimiento más profundo y significativo de uno mismo y de nuestro lugar en el mundo. El camino de la recuperación está inevitablemente salpicado de recaídas y puntos muertos que ocasionan frustración y que algunas veces pueden hacer que te cuestiones si estás logrando avanzar. Pero, en realidad, estos tiempos son muy buenas oportunidades de aprender.

Nadie puede ponerle un marco de tiempo a la recuperación. En el capítulo de Paul Hamburg, "How Long is Long-Term Therapy for Anorexia Nerviosa?" (¿Cuán larga es la terapia a largo plazo para la anorexia nerviosa?), en el libro *Treating Eating Disorders*, el psiquiatra describe una relación terapéutica de seis años con una mujer que cuando inició el tratamiento ya llevaba 17 años de padecer anorexia. Hamburg comenta:

> La historia de la señora Q. no ha terminado, su futuro es incierto. Nuestro trabajo terapéutico está lejos de haber acabado. Lo que sí está claro es que es una persona muy diferente de lo que

era hace seis años. Del extremo empobrecimiento de su mundo anoréxico —dependiente, solitario, frágil y áspero—, ha surgido una persona más compleja. Ahora es capaz de desear algo en el mundo y de luchar por obtenerlo. Está dispuesta a vencer la adversidad y encarar la pérdida. Hablar con ella es estar en compañía de otra persona...

En mi trabajo como terapeuta de la señora Q. he aprendido algo de inestimable valor. En este clima actual de nihilismo terapéutico, debemos recordar que el cambio es posible incluso cuando parece menos posible. No podemos darnos el lujo de descartar las vidas individuales porque el camino es muy difícil y largo. Este trabajo requiere paciencia, un amplio sustento externo, algo de imaginación y flexibilidad teórica. Sería conveniente valorar lo que la señora Q. puede enseñarnos acerca del valor de la psicoterapia, de la persistencia y de la negativa a darse por vencida.

Como describimos en la pregunta anterior, la recuperación es un proceso, no un suceso. Es única para cada persona, pero en todos los casos exige compromiso, decisión y disposición. Significa explorar nuevas conductas, desarrollar nuevas maneras de pensar y quedarse con una cierta inevitable incomodidad emocional y aun física.

Requiere mucho esfuerzo y mucha toma de riesgos... no sólo en lo que se refiere a la alimentación y el peso. La recuperación nos obliga a abrirnos, a descubrir y compartir partes de nosotros mismos y a conectarnos con las personas importantes en nuestra vida.

Es un proceso dinámico y en constante evolución, con perspectivas que cambian continuamente.

¿Puede la medicación ayudar en la recuperación?

El papel de la medicación en el tratamiento de la anorexia no es concluyente. Aunque se han realizado estudios desde fines de los 50, no se ha encontrado evidencia de que algún medicamento tenga un efecto muy positivo o directo. Se han investigado, con resultados limitados, los medicamentos antipsicóticos, antidepresivos, ansiolíticos y los agentes para aumentar el apetito.

En los 60 se utilizó la droga antipsicótica cloropromazina, para fomentar la subida de peso. Algunas veces se combinó con insulina y con reposo, lo cual provocó efectos adversos y desalentadores. En los 70 y los 80 se consideró también usar la ciproheptadina —agente antihistamínico y antiserotonérgico usado a menudo para tratar las alergias— para subir de peso, pero sus beneficios fueron limitados. De igual manera, la benzodiazepina o la lorazepamina, tomadas por las personas que sufren trastornos de ansiedad, se han usado durante las etapas iniciales de la realimentación, con la condición de que su uso deberá limitarse estrictamente en cuanto al tiempo. En fechas más recientes, la dexamethasona, que afecta la secreción de hormonas, también se ha estudiado para estimular el apetito.

La mayoría de los investigadores han concluido que los anoréxicos en efecto tienen un gran apetito pero que les aterroriza ceder a sus deseos de comer. Dado su intenso miedo a perder el control respecto a la alimentación, muchos recaen después de salir de las clínicas donde se usaron métodos para aumentar su apetito. Por tal razón, la restauración del peso a menudo es estimulada por medios psicoterapéuticos en lugar de aumentar el apetito con medicamentos.

Para las anoréxicas y anoréxicos deprimidos, o aquellos que también padecen de un trastorno obsesivo-compulsivo, algunas veces se usan antidepresivos para aliviar la depresión y reducir el estado obsesivo. El antidepresivo que se receta más comúnmente es la fluoxetina, también conocida como Prozac®. La idea es que al sentirse más esperanzada y menos letárgica, la paciente puede entonces concentrarse y trabajar en su trastorno de la alimentación. Pero dado que la depresión puede ser un efecto colateral de la inanición, muchos médicos tienen dudas acerca de recetar medicamentos antes de que se normalicen los hábitos de alimentación, punto en el cual muchos pacientes mejoran drásticamente. Sin embargo, cuando la depresión persiste a pesar de que ya se come con normalidad, tal vez sea apropiado recetar antidepresivos. A mediados de los 90, el Prozac fue autorizado en Estados Unidos para tratar la bulimia y se ha demostrado que es útil para los anoréxicos que también hacen comilonas y luego se purgan. Sin embargo, los antidepresivos no han resultado ser eficaces durante la fase aguda de tratamiento de la anorexia nerviosa.

La incomodidad causada por el retraso en el vaciado estomacal, la saciedad muy rápida y la hinchazón, síntomas comunes de la anorexia, pueden atacarse con agentes procinéticos, los cuales suelen administrarse por vía intravenosa. La cisaprida se usa en ocasiones para mejorar estos síntomas y puede provocar un leve aumento de peso. No obstante, como se resaltó antes al hablar de los medicamentos que aumentan el apetito, los beneficios son limitados y cuestionables.

El uso de complementos vitamínicos y minerales también se considera en el caso de algunos anoréxicos. La deficiencia de zinc puede afectar la pérdida del apetito y los cambios de sabor y se ha descubierto que los complementos de zinc tienen un leve impacto en ciertos pacientes. De igual manera, los multivitamínicos pueden ayudar marginalmente.

En resumen, no hay una píldora mágica que cure la anorexia. La terapia farmacológica deberá considerarse principalmente cuando existan junto con ella otros trastornos psicológicos, incluyendo los trastornos depresivos mayores, trastornos de ansiedad, de personalidad, el trastorno obsesivo-compulsivo y la esquizofrenia. Las decisiones sobre los tratamientos farmacológicos deben tomarse en colaboración con un médico y, sin lugar a dudas, se obtendrán los mejores resultados cuando las drogas se usan como un auxiliar de la psicoterapia y de otros enfoques de recuperación.

¿Necesitaré ayuda profesional?

Cualquier persona que padezca anorexia debe seriamente considerar recibir ayuda profesional por muchas razones. Primera, los profesionales están capacitados para escuchar, para dar retroinformación, para estimular, desafiar y sugerir maneras de encarar la vida distintas de un trastorno de la alimentación. Asimismo, los trastornos de este tipo son enfermedades que aíslan e iniciar una relación de confianza con un profesional es un paso importante hacia adelante.

Desde luego, hay consideraciones médicas y nutricionales que también deberán abordarse, dependiendo de la severidad del padecimiento. Considera consultar a un "equipo" de tratamiento de especialistas con experiencia en trastornos de la alimentación, cada uno de los cuales ofrecerá una contribución singular.

La anorexia puede ser peligrosa, razón por la cual un médico es un importante elemento del tratamiento. Estés o no lista(o) para iniciar el proceso de curación, un médico puede de todas maneras vigilar tu salud física, tu seguridad en el aspecto médico, así como recetar y monitorear la terapia farmacológica cuando sea apropiado.

La terapia invidual con un profesional —psicoterapeuta, psiquiatra, consejero matrimonial y familiar o trabajador social— es una manera de explorar todos los asuntos difíciles que provocaron tu enfermedad y la perpetuaron. Proporciona una atmósfera de crecimiento en la que podrás aprender quién eres, cómo te sientes, qué necesitas y cómo satisfacer esas necesidades en formas saludables. Para mucha gente se trata del primer sitio que han encontrado para expresarse y ser escuchados realmente.

La terapia familiar, que puede ser extremadamente útil para las personas con anorexia, se basa en la idea de que un trastorno de la alimentación es un síntoma de problemas al interior del sistema familiar en su conjunto. Aunque es posible que la familia no haya sido la causa de un trastorno de la alimentación, sí puede haber contribuido al desarrollo o mantenimiento del problema. La terapia familiar es un sitio seguro en el cual puede explorarse la función del trastorno dentro de la familia, pueden aprenderse o mejorarse las habilidades de comunicación y las relaciones comenzar a sanar y fortalecerse. Cuando cada miembro entra a terapia familiar con la mente abierta y con un firme compromiso de encarar con honestidad y trabajar con cualquiera y con todas las áreas problemáticas que puedan presentarse, la experiencia suele ser beneficiosa para todos los involucrados.

La terapia grupal permite que se compartan pensamientos, sentimientos y temores con otras personas que entiendan nuestra experiencia. Conducida por un terapeuta profesional que ayuda a conservar la concentración del grupo, en ella los participantes pueden hablar de cualquier cosa, desde las conductas relativas a la alimentación y maneras de cambiarlas hasta los conflictos subyacentes. Los miembros del grupo pueden ofrecerse mutuamente estímulo, apoyo y empatía únicos, lo cual enriquece en gran medida el proceso de recuperación.

Los nutriólogos y los dietistas te ayudarán a normalizar tus hábitos de alimentación desarrollando un plan que sea a la vez tolerable y aceptable para ti. Te darán información y capacitación con respecto a la alimentación y cómo funciona en tu cuerpo, deshaciendo mitos como el concepto de los alimentos "buenos" y "malos".

Los papeles de cada uno de estos profesionales, así como los beneficios de trabajar con ellos, se analizan en el capítulo 4, "Consigue ayuda".

Mi nutrióloga ha sido maravillosa para mí. Me está ayudando a añadir nuevos alimentos a mi dieta a un ritmo razonable. Es agradable tener alguien con quien hablar sólo acerca de los temores respecto a la alimentación, que no te haga sentir mal diciéndote que estás siendo irracional. Aprender sobre nutrición y las necesidades de mi cuerpo me ayuda a enfrentar la ansiedad que me provoca comer alimentos que siento que son peligrosos para mí.

Mi terapeuta ha sido la persona más importante para mi recuperación. Hablar con ella de cómo me siento y qué pienso, y recibir una respuesta aceptante de su parte, ha sido el aspecto más curativo para mí. Necesité mucho tiempo para confiar verdaderamente en ella y poder compartir lo más profundo de mi ser... pero ha sido invaluable.

La terapia de grupo ha sido la mejor ayuda para mí. Puedo decir cualquier cosa que sienta; observo a otros miembros del grupo y veo que entienden exactamente cómo me siento. Trabajamos juntos para resolver los problemas de nuestras vidas y encontrar maneras alternativas de manejarlos.

Estoy en tratamiento con un médico, un dietista y un psicólogo. Aprendo cosas diferentes de cada uno y todos han sido importantes y útiles en mi recuperación. Sé que estoy avanzando más rápido por trabajar con ellos.

¿Cuándo se requiere hospitalización?

Como resulta obvio, un padecimiento agudo como la arritmia cardiaca o la falla de un órgano requiere un viaje inmediato a la sala de urgencias del hospital más cercano. Sin embargo, la hospitalización también puede ser necesaria en situaciones que no llegan al nivel de urgencia, donde los electrólitos hayan caído a niveles peligrosamente bajos o la grave desnutrición llegue a amenazar la vida.

En casos en los que el cuerpo desesperadamente necesita renutrirse y el anoréxico es incapaz (por cualquier razón) de comer o beber, puede considerarse alimentársele a través de una sonda. Este tipo de alimentación, también llamada nasogástrica, es un proceso por el cual se proporciona nutrición al cuerpo casi siempre por un tubo insertado por la nariz hacia el estómago. En los casos crónicos, en ocasiones se alimenta al paciente a través de un tubo que se introduce directamente al estómago haciendo una incisión en el abdomen. Este procedimiento invasor se usa sólo en casos extremos para proporcionar una nutrición temporal.

Los médicos pueden optar también por abastecer de líquidos y nutrimento por vía intravenosa. En cualquiera de estas situaciones, los resultados tienen una corta vida y son necesarios para mantener viva a la persona, pero no son eficaces para cambiar el estado mental y la conducta anoréxicos.

Algunos hospitales brindan programas intensivos y de hospitalización para trastornos de la alimentación en los que se brindan terapia y apoyo, así como cuidados médicos. Cuando la anorexia empeora a pesar de la terapia individual u otras intervenciones, estos programas pueden ser justo el empujón que la persona necesita para desatorarse. Además de los programas de hospitalización, muchos hospitales u otras instalaciones ofrecen tratamiento externo, servicios hospitalarios diurnos, tratamiento residencial y varios grupos de apoyo.

Tuve que ser hospitalizada por problemas cardiacos causados por mi anorexia. Fue aterrorizante. No me sentía contenta con mi vida ni conmigo, pero no estaba lista para morir por ello.

Me hospitalizaron porque bajé excesivamente de peso. Tuvieron que alimentarme con sonda. Nunca pensé que llegaría a ese punto, pero lo hice.

Internarme en el hospital fue uno de los pasos más importantes para mi recuperación. Continuamente me recordaba que estaba ahí para empezar a curarme. Eso fue en realidad: el principio. Los problemas que ahí identifiqué son problemas con los cuales trabajo ahora en terapia. Las habilidades para enfrentarlos que ahí aprendí las uso ahora día con día.

¿Y si nunca mejoro?

Los sentimientos de ambivalencia son normales durante un proceso de recuperación. La anorexia es una paradoja porque, si bien mata lentamente, de alguna manera sirve. Es natural sentir temor a la incertidumbre de cómo será la vida sin ella. No esperes sentirte comprometida(o) 100 por ciento todo el tiempo, pero confía en que tu vida será infinitamente mejor cuando mejores.

Por desgracia, la solución no es tan simple como limitarse a encontrar algo saludable para sustituirla, porque en realidad no hay un dispositivo que por sí solo haga todas las cosas que la anorexia se las arregla para hacer por ti. Desde luego, cambiar de adicciones no es una alternativa saludable, aunque no es raro que las personas con trastornos de la alimentación se vuelvan adictas al alcohol o a las drogas, o viceversa. Como es evidente, adquirir nuevas conductas y perspectivas positivas requiere tiempo y esfuerzo y se necesita una práctica continua para sentirse cómodo con ellas. Nos invade la tentación de volver al trastorno de la alimentación, que aún nos hace sentir cómodos y familiarizados, pero ése es el reto de la recuperación y es completamente normal.

Cuando haya recaídas, intenta evitar pensar en ellas como "fracasos". Más bien, visualízalas como oportunidades de aprender lo que funciona y lo que no funciona en tu caso. Es posible que haya dolor tras tu padecimiento y se requiere valor y resistencia para descubrir cómo enfrentarlo.

Puede ser difícil mantener la concentración durante la recuperación. La anorexia era mi vida, la anorexia era yo. Conforme empecé a sentirme mejor, fui experimentando emociones difíciles que no sabía cómo manejar. Casi siempre eran esos agobiantes senti-mientos que me mandaban girando de vuelta a mi anorexia. Ne-cesité tiempo para darme cuenta de que aun los sentimientos agobiantes pasan.

Lo que yo necesitaba era encontrar el apoyo adecuado. Eso requi-rió algo de tiempo y hubo muchas fallas y torpezas mientras lo hacía, pero por fin tuve éxito. Si yo puedo, cualquiera puede.

La recuperación es difícil y atemorizante. De vez en cuando, te-nía que obligarme a hacer cosas que en realidad no quería hacer, pero que al final, dieron sus recompensas.

CAPÍTULO 2

En busca de la seguridad
La historia de Monika

Introducción

Algunas veces, al dar un vistazo a todo lo que ha ocurrido en mi vida, siento que tengo cerca de 100 años de edad. ¡Seguramente alguien que ha vivido tanto como yo no puede haber cumplido apenas 30! Contemplo el pasado con tristeza y orgullo. La tristeza proviene del dolor que prevaleció en una gran parte de mi vida; el orgullo, de saber que estoy haciendo con ese dolor algo más que sólo sobrevivir a él.

Si bien es cierto que tengo una larga historia de un grave abuso emocional, físico y sexual, en este capítulo me concentraré principalmente en la parte de mi vida que pasé en plena lucha contra un trastorno de la alimentación.

Daré más que nada una descripción de la amiga que me ayudó a sobrevivir, de la adversaria que finalmente conquisté y la maestra que me impulsó a ir en búsqueda de la sabiduría y el significado: la anorexia.

El principio

Desde que recuerdo, la vida consistió en enfrentar retos... que eran muchos. El hogar en el que crecí estaba impregnado de abuso emocional, en particular después de la separación de mis padres, ocurrida cuando tenía cinco años. La vida diaria rebosaba complicados juegos mentales y rígidas y extrañas reglas demasiado complejas para capturar en palabras. Estaba sujeta a un excesivo e inenarrable abuso sexual y físico a manos de diversos parientes que vivían cerca de nosotros. El abuso ocurría a diario, a menudo varias veces al día. Comenzó a una edad temprana y duró hasta que me convertí en adulta. Intenté muchas veces que alguien interviniera a mi favor pero no lo logré. Fue algo con lo que me vi forzada a vivir.

En general, mi niñez estuvo caracterizada sobre todo por la tristeza, la soledad y el miedo. Sentía que no me amaban, que no me apreciaban y que no valía. Tenía la sensación de que había algo muy malo en mí y, pese a que nunca supe con exactitud lo que era, estaba segura de ser la responsable de la manera terrible en la que la gente me trataba. Luché duramente por compensar la presencia de "esa cosa" esforzándome más de lo debido en mi intento de complacer a la gente. Cada noche me acostaba a dormir rogándole a Dios que me convirtiera en una buena persona. Mi razonamiento era que si me hacía buena, la gente me trataría mejor.

Cómo sobreviví esa época nunca ha sido un misterio para mí. Los libros, el hábito de escribir y la escuela fueron mi salvación. Me perdía en historias de chicas de mi edad. Me absorbían tanto los libros que me olvidaba de lo que le hacían a mi cuerpo y a mi mente. Así podía olvidar los nombres con los que me llamaban;

podía ignorar el dolor entre mis piernas y las contusiones que con tanta habilidad aprendí a esconder. Mientras leía, mi mundo simplemente no existía.

Escribir mis propias historias surtía el mismo efecto. Pasaba horas creando con mi imaginación a niñas felices con familias amorosas y amigos atentos. Imaginaba que era yo esa niña que reía y jugaba.

En la escuela sucedía algo similar. El aprendizaje me mantenía ocupada y mis compañeros eran eso, una compañía para mí. Era el único lugar donde podía hablar o jugar con niños de mi edad. De hecho, ahí fue donde conocí los únicos juegos seguros. Mientras estaba en la escuela, sonreía y actuaba de manera "normal", fingiendo ser alguien más. Guardaba todos los secretos que se suponía debía guardar y nadie tenía idea de que mi vida no era ideal.

Me enorgullecía mi trabajo escolar y me enriquecía con la retroinformación que recibía. Mis profesores de secundaria me decían que era una estudiante talentosa con un potencial enorme. El trabajo que realicé para la comunidad y la escuela como miembro del consejo de alumnos me llenaba de orgullo y de la sensación de ser útil. Disfrutaba trabajando como mesera. Tanto en la escuela como en el trabajo, tenía la reputación de ser una joven vivaracha con un gran sentido del humor. Hacer reír a la gente me impulsaba a seguir adelante. Un arduo programa de clases, actividades extracurriculares y trabajo me permitían aislarme de mis dolorosas circunstancias y me ayudaban a conservar el optimismo hasta que pudiera irme a estudiar el bachillerato.

El bachillerato y los 18 años. El lugar mágico, el número mágico. Había estado esperando cumplir 18 para poder irme de casa. No sentía amargura, sino ansiedad. Según yo, iba a llegar a algún sitio y cuanto más pronto, mejor. Desde que era muy chica, estaba convencida de que el bachillerato y la facultad de leyes eran mis boletos para una vida mejor.

Por mi cuenta

El bachillerato era un nuevo principio para mí, me dije con una sonrisa. Podría ser cualquier persona que quisiera ser. Hice nuevas amistades, participé en nuevas clases y entré de lleno en las actividades del campus. En unas cuantas semanas fui electa secretaria de mi grupo y vicepresidenta del sindicato de alumnos. En general, estaba emocionada respecto a mis prospectos. Había recibido suficiente dinero de una beca para poder estudiar el primer semestre sin trabajar y tenía toda la intención de disfrutar la vida estudiantil. Pero el primer semestre transcurrió con rapidez y junto con él, se fue mi optimismo. No tenía que estudiar mucho para obtener calificaciones excelentes y el nivel alto y contagioso de apatía que predominaba en el campus acabó con mi entusiasmo. A pesar de no estar inspirada en lo académico y de sentirme desilusionada en el aspecto social, juré sacar el mejor provecho de la situación hasta que pudiera cambiarme a otra escuela el año siguiente.

El segundo semestre resultó un prominente punto de refererencia en el tiempo. Estaba más ocupada que nunca pues añadí a mi agenda mi primera relación seria. Pero lo más notable es que éste fue el semestre en el que subí de peso. Siempre había tenido el tipo de metabolismo que me permitía comer cualquier cosa sin pensarlo siquiera. La gente siempre me decía que estaba delgada, así que no me importó aumentar dos kilos durante el primer semestre. Sin embargo, luego de empezar a tomar píldoras anticonceptivas, subí cinco kilos más y de pronto noté que mi ropa me quedaba muy apretada. Me sentía hinchada, gorda, cohibida e incómoda. Dos kilos eran aceptables pero siete eran completamente inaceptables. Quería volver a mi cuerpo anterior.

De inmediato me prometí bajar de peso y me dirigí a la librería en busca de libros sobre dietas que me dijeran cómo lograrlo. En esas páginas aprendí sobre conteo de calorías y continué mi investigación en otros libros, panfletos y revistas. Pasaba horas mirando en revistas fotografías de modelos con el vientre plano, decidida a que el mío se viera igual.

Leí que si uno consume 1,200 calorías al día puede bajar entre medio kilo y un kilo a la semana, lo cual implicaba esperar demasiado tiempo, según mi impaciente punto de vista. Mi plan era simple: comería entre 300 y 600 calorías al día. También empecé a correr, a hacer sentadillas, a practicar karate y aeróbicos para acelerar mi pérdida de peso. Poco tiempo después me pesé y descubrí que había llegado a 51 kilos, exactamente medio kilo abajo del peso que tenía antes de entrar al bachillerato. Cuando vi la cifra, lo primero que pensé fue: "Así ya me siento segura". Pero mi alivio fue fugaz y rápidamente ocupó su lugar una rigidez obsesiva. Había pasado demasiadas horas miserables angustiándome por mi inesperada subida de peso e intentando deshacerme de él y no quería repetir ese proceso. Decidí no permitir que la báscula subiera jamás del número 51.

Para sentirme segura, calculé el consumo calórico para una persona más baja de estatura y más sedentaria que yo y luego mantuve un registro meticuloso de cada cosa que me metía a la boca, incluyendo la goma de mascar, las pastillas para la tos y los antiácidos. Fue entonces cuando me convertí en una verdadera esclava de la báscula, a la cual hacía mi primera visita por la mañana, justo después del baño. Si me gustaba el número que veía, me ponía de un humor bastante bueno. Si no me gustaba, me prometía ser más cuidadosa y me sentía molesta y desdichada la mayor parte de las siguientes 24 horas, verificaba mi peso varias veces al día y siempre antes de irme a la cama —de nuevo— tan sólo para cerciorarme. Era la única manera de estar segura de que nunca más volvería a tomarme por sorpresa.

Mi rigidez avanzó y constantemente establecía nuevas reglas. No me permitía comer en la cafetería porque no había manera de saber con certeza cuántas calorías tenía la comida. Pronto dejé de desayunar por completo y mi almuerzo se redujo a una rebanada de tomate rociada con sal y pimienta sobre una rebanada de pan tostado dietético. Mi lista de alimentos prohibidos crecía a diario. Tenía una terrible inclinación por los dulces, pero la goma de mascar reprimía de alguna manera la mayoría de mis antojos... la mayoría, pero no todos. Siempre había un momento de la semana en el que me enfrentaba a las galletas, los chocolates o algún otro alimento prohibido. Algunas veces me daba por vencida y comía un poco, lo cual me hacía sentir tremendamente culpable. También tenía cuidado de compensar cada una una de mis transgresiones bien sea reduciendo más mi menguada dieta o agregando ejercicio a mi ya demasiado estricto régimen.

Cada año que estudié el bachillerato se distinguió por algo que hacía para bajar de peso o mantenerlo. En mi segundo año tomé laxantes, pero eso no duró mucho pues me causaba mucha incomodidad sin ameritarlo. En el penúltimo año descubrí el vómito, que parecía ser la solución perfecta a la alimentación más allá de mi límite. Pensaba que si comía una galleta o dos, podía simplemente vomitar después. Sin embargo, una vez que me di cuenta de que no siempre podía purgarme con éxito, volví a mi programa más confiable de ejercicio extra y ayunos de dos días. El último año fue más ecléctico: hice un poco de todo. Nunca dejé de correr mis ocho kilómetros diarios y hacía cientos de sentadillas y calistenia en mi habitación. Continuaba llevando un registro meticuloso de todo lo que tocaba mis labios y ocasionalmente tomaba laxantes y me obligaba a vomitar.

Pensé que ir a estudiar el bachillerato sería la solución de mis problemas en el hogar, pero en realidad no cambió nada. Además del abuso de miembros de mi familia cuando iba a casa de vacaciones, empecé también a tener serios problemas con mi novio. Su alto consumo de alcohol lo hacía irritable y dominante. Además, aunque cambiarme a otra escuela fue una decisión sensata en el aspecto académico, tuve dificultad para hacer nuevos amigos ahí. Entre mi trabajo, mis clases, mi novio dominante y mi régimen para bajar de peso, no me quedaba tiempo para cultivar amistades y alimentarlas. Había esperado toda mi vida para que el bachillerato me liberara y no era libre en absoluto.

Mi única alternativa era esperar entrar a la facultad de leyes.

Si el único camino es subir, ¿por qué me estoy hundiendo?

Irónicamente, la vida en la facultad de leyes no fue en absoluto lo que imaginé. Seguí con mis tareas y con mi trabajo de mesera, sin tiempo para amistades o actividades que valieran la pena. Mi novio era más violento y abusivo que nunca y la tortura emocional de mi familia fue en aumento. Ignoraban los límites y fronteras que en forma ardua intentaba establecer y el mensaje de que no era importante ni valiosa hacía eco en mí con toda sonoridad y claridad. Me sentía absolutamente infeliz. Como ya era costumbre, pensé que lo único que necesitaba era soportar esos tres años hasta mi graduación... entonces, por fin tendría mi título y una mejor vida.

Asimismo, como era ya característico en mí, decidí que tenía que bajar un poco más de peso. Tenía miedo de que mi primer año en la facultad de leyes fuera una repetición del primero en el bachillerato así que, para estar segura, fijé nuevas reglas: tenía que correr a cualquier sitio al que fuera, debía tomar el camino más largo para llegar ahí y nunca podría usar un elevador. Seguía un programa estricto y explícito, despertándome cada madrugada para salir a correr por lo menos una hora. En las clases escuchaba, tomaba notas, estudiaba casos y contestaba preguntas si me las hacían... y al mismo tiempo calculaba mi consumo y mi gasto de calorías en los márgenes de mis cuadernos.

Por la tarde, seguía una rutina de ejercicios aeróbicos en video de 15 minutos, la cual hacía precisamente 10 veces seguidas... y tenían que ser 10 veces exactas. Una vez incluso desperté a las 3 de la mañana, presa del pánico porque no recordaba cuántas veces había realizado la rutina del video el día anterior. Quizá fueron nueve, o tal vez 10 pero, dado que no podía asegurarlo, me levanté y la hice una vez más por si acaso.

Entonces mi consumo de calorías se limitaba a comer unos cuantos caramelos o palitos de zanahoria durante el día y yogurt bajo en grasa sin azúcar o una rebanada de pan dietético en la cena. Algunas veces me consentía con una bebida de dieta y una pequeñísima cantidad de mantequilla de cacahuate; pero si comía cualquier otra cosa, vomitaba.

Para cuando llegué al rango de los 38 kilos, me sentía constantemente cansada y débil, pero no me importaba. Me era difícil concentrarme y tenía que leer la misma página muchas veces. Me obligaba a continuar mi régimen de ejercicios, aunque ya empezaba a sentirme enferma. Mi estómago me ardía horriblemente y vomitaba sangre. Me hicieron una endoscopía, la cual reveló desgarraduras en mi esófago y una gastritis grave, para la cual me medicaron. La única persona a quien se le ocurrió preguntarme si sufría algún trastorno de la alimentación fue un internista en una sala de urgencias de una clínica. Aunque la pregunta me causó pánico, lo miré con calma a los ojos y contesté que no.

Bajar continuamente mi objetivo en cuanto al peso no era lógico y yo lo sabía. Ninguna de mis metas a este respecto tenían sentido, pero aun así, no quería renunciar a ellas. Cada día me prometía que comería o que no vomitaría, y cada día rompía mi promesa. Mi obsesión con la alimentación y el peso parecían haberse apoderado de mí y de mi vida. Mis otras metas e intereses se habían desvanecido en alguna parte del laberinto de mis rígidas rutinas y creencias relacionadas con la alimentación. Estaba en problemas y lo sabía. Decidí consultar a una terapeuta.

En la entrevista inicial contesté todas las preguntas con grandes dudas. Había aprendido tiempo atrás que hablar de mis secretos sólo ocasionaba conflictos, y me conducía con precaución. Esa terapeuta en particular no me agradó, pero al fin y al cabo eso resultó irrelevante. Ella me pidió que viera a un doctor en medicina antes de trabajar conmigo, y cuando el médico vio mi peso y los resultados de las pruebas de laboratorio, insistió en que me ingresaran al hospital para que me alimentaran con sonda. Me sentí conmocionada. Reconocía que mi miedo a comer y a subir de peso había llegado al nivel de la fobia, pero me parecía que sería mucho más lógico combatirlo consumiendo alimentos reales en un ambiente donde recibiera apoyo.

Mi otra gran preocupación es que estaba en plenos exámenes finales. Le mencioné al médico que la facultad de leyes no parecía ser un sitio que otorgara prórrogas y a mí me preocupaba poder terminar mi primer año.

Sin hacer ningún comentario sobre mis obligaciones académicas, me dijo que mi cuerpo había llegado a un estado llamado cetosis y que corría el grave peligro de sufrir un ataque cardiaco.

Insistió en que me registrara en el hospital. A pesar del tono urgente de su voz y sus claras explicaciones, no podía creer que estuviera en peligro. No sabía el significado de la palabra cetosis y no quise preguntar. No me parecía tan serio. Y mientras observaba cómo sus labios se movían para formar las palabras "ataque cardiaco", no lograba comprender que se aplicaban a mi persona. Había algo muy surrealista en todo ello. Así que le dije que me iría a casa y lo pensaría, pero que si decidía seguir adelante con el tratamiento no sería sino hasta una semana después, al acabar mis exámenes.

Mi mente era mucho más optimista que mi cuerpo. Regresé a casa para estudiar y trabajar, pero el fin de semana fue tremendo. No pude concentrarme en los estudios y me perdí en un camino por el que conducía casi todos los días. Me desmayé al subir las escaleras y de nuevo en el baño. Pensé que una ducha me haría sentir mejor, pero el agua me causó dolor al golpear mi cuerpo. Al salir me sentía mareada y tenía dificultades para respirar. Esa noche, durante el poco tiempo que logré dormir, soñé que moría. Al despertar, estaba lo suficientemente asustada como para llamarle al médico y aceptar que me hospitalizaran al día siguiente.

Ofuscación durante el tratamiento

Llegué al hospital en un estado de ánimo aprensivo y optimista a la vez. El procedimiento de admisión tomó poco más de media hora. Revisaron mis signos vitales y me pesaron con la espalda contra la báscula (práctica acostumbrada para los pacientes con trastornos de la alimentación). Una vez terminada la rutina de admisión, me llevaron a mi habitación, donde, temblorosa, me senté sobre la cama a esperar a que llegara el médico y me pusiera la sonda. Pese a estar segura de que las cosas empezarían a cambiar a partir de ese momento, me sentía nerviosa. Minutos más tarde entró el médico con actitud resuelta y me saludó con palabras motivantes y animosas. Después de varios dolorosos intentos, finalmente introdujo la sonda por la parte posterior de mi garganta.

Poco después caminé hacia el baño, arrastrando la bomba tras de mí y me miré de reojo en el espejo. Lo extraño es que no fue la sonda adherida con cintas a un lado de mi nariz lo que atrajo mi vista, sino las contusiones que tenía por toda mi espina dorsal: eran grandes, negras y feas. En un principio me sorprendí, no sabía a qué se debían. Luego me di cuenta de que me las causaba al sentarme en la taza del inodoro y en las duras sillas de la escuela. Meneé la cabeza; no tenía palabras para darle forma a un pensamiento, tan sólo me invadió la tristeza.

Las dos semanas que permanecí con la sonda fueron largas e incómodas. La garganta me dolía siempre y la solución con la que me alimentaban parecía plomo que caía sobre mi estómago. Me enfermé de hidropesía y, aunque la hinchazón no era muy seria, tuve que usar medias especiales para aliviar la incomodidad. Me sentía aburrida en mi habitación y tenía demasiado tiempo para precuparme acerca de todas las calorías que a borbotones se introducían en mi cuerpo. Las enfermeras me traían tres bandejas de alimentos al día. Se suponía que tenía que avanzar gradualmente hasta comer por lo menos 75 por ciento de ellos antes de que me retiraran la sonda y se me permitiera entrar al programa de tratamiento de trastornos de la alimentación. Pero nunca llegué a la meta. Con todas las calorías que ya estaba ingiriendo a través de la sonda, tenía demasiado miedo como para tomar más de un bocado ocasional.

Cada día tenía una sesión de 30 minutos con uno de los terapeutas. Intentaba hablar de la ansiedad que me provocaban las calorías de la sonda y del miedo que tenía de comer, pero no me dejaba y me decía que hablar de alimentación y de peso no estaba permitido. De pronto sentí vergüenza por sentir esos temores. El terapeuta me dijo que todas las anoréxicas y anoréxicos son manipuladores y que él sabía que yo también lo era. Me comentó que los trastornos de la alimentación son técnicas mal adaptadas de enfrentar la vida. Al escucharlo me sentí acorralada. ¿Qué podría hacer para librarme de mi ansiedad si no se me permitía hablar sobre ella? Lo logré al seguirme negando a comer lo que me traían.

Después de no comer durante varios días, el médico, el nutriólogo y el terapeuta se presentaron para convencerme de que hiciera un esfuerzo mayor. Me estimularon diciéndome que era una buena paciente porque no estaba haciendo ejercicio en mi cuarto. Levanté imperceptiblemente las cejas. Ejercicio en mi cuarto —¡vaya!—, ¿por qué no se me había ocurrido? Empecé a comer un poco y a compensarlo haciendo sentadillas, planchas y partes de la cinta de aeróbicos que había memorizado. Con la sonda era difícil hacer ejercicio y yo sabía que no estaba quemando una cantidad importante de calorías, pero aliviaba el grado monstruoso de ansiedad que me consumía desde que se inició la alimentación por sonda. Poco después de que empecé a comer, me la retiraron y me admitieron a su programa completo para trastornos de la alimentación.

El programa en sí tenía una base conductual y consistía en una terapia individual de 30 minutos, combinada con sesiones grupales de todo el día. Las normas relacionadas con la alimentación eran sencillas: tenía tres días para comer el 100 por ciento de mis comidas, bocadillos y complementos diarios, o me darían de baja. Mi mayor problema consistía en que, en total, no había comido más que unos cuantos pedazos de un emparedado. Desde hacía bastante tiempo no comía alimentos sólidos y tan pronto empecé a consumir una cantidad importante, me enfermé. Mi cuerpo no toleraba aún cosas como carne, pollo y papas. Las enfermeras y los médicos me acusaron de que me purgaba, pero mi reacción estaba fuera de mi control físico. Aun así, no me creyeron.

Es muy desagradable decir la verdad y que no te crean. Su desprecio fue una hebra que se fue entretejiendo durante toda mi hospitalización.

Me regañaban por cuestionar las decisiones y las políticas con las que no estaba de acuerdo o que no entendía. Interpretaban que mis preguntas se debían a que estaba "aferrada al control". Esto me pasmó. Ciertamente, nunca sentí que tenía el control de nada, en especial mi anorexia. Más bien, ¡ella me controlaba! Sentía vergüenza de las cosas que me habían sucedido, de mi apariencia y de las conductas que no podía detener.

Cuando intentaba explicarme se me decía que era manipuladora y que me resistía al tratamiento.

En este programa, la mayor parte del tiempo me sentía confundida por las acusaciones y la falta de respeto. No estaba acostumbrada a que abusara de mí nadie que no formara parte de mi familia. Mis maestros, profesores, colegas, compañeros de trabajo y superiores siempre me mostraron respeto y reconocían mi honestidad y buenas intenciones. Durante toda esta hospitalización un fuerte instinto me instaba a salirme. Mi corazón me comunicaba que el programa no era el adecuado para mí. Pero ignoré a mi guía interna y más bien escuché a mi mente lógica, la cual me decía que esos profesionales capacitados sabían más que yo. En retrospectiva, desearía que mi corazón hubiera prevalecido, pues ahora sé que no se trataba de los profesionales compasivos que podrían haberme ayudado.

Por desgracia, continué en él, creyendo que era la clave para mi recuperación. Comía mucho más de lo que había comido en años pero aun así no subía de peso con suficiente rapidez. Constantemente le añadían alimentos a mi bandeja, con lo cual aumentaba la ansiedad que llenaba mis días. Me las arreglé para tolerar mis temores hasta el momento en que subí a la báscula y escuché que movían la balanza a su siguiente ranura. Eso significaba que ya pesaba al menos 45 kilogramos. No estaba preparada. Invadida por un pánico que no podía expresar, hice lo único que me quedaba: purgarme. Me sentía culpable, pero sabía que si hablaba me reprenderían y humillarían en público. Entonces, guardé silencio y con preocupación pensaba que nunca mejoraría.

Hacia el final de mi admisión como paciente ya había bajado dos y medio de los kilogramos que subí, me estaba purgando de manera regular e incluso comía mucho para después vomitar. El personal del hospital quería que permaneciera más tiempo para subir más de peso y trabajar en mis problemas relacionados con el abuso. Esto fue lo que acabó por hacerme huir. Era incapaz de hablar sobre el abuso —simplemente no estaba lista—, pero ellos presionaron tanto que empecé a tener pesadillas terribles. Tal vez si esos terapeutas hubieran sido más atentos y más generosos, habría abierto mi corazón ante ellos. Pero, en vez de hacerlo, abandoné el hospital sin seguir los consejos de los médicos, regresé a casa y pronto bajé todo el peso que había subido.

Ofuscación como paciente externa

Cuando salí, el hospital me puso en contacto con una terapeuta que compartía su filosofía, quien me dijo que mi trastorno de la alimentación era una "técnica mal adaptada para enfrentar la vida" y una "estrategia distorsionada de supervivencia que era un síntoma de mi ser desordenado". Escuchar esas aseveraciones negativas de alguien a quien recién conocía me hizo sentir aun peor. Pudo limitarse a decirme que la anorexia ayuda a la gente a sobrevivir circunstancias difíciles, pero a la vez destruye el cuerpo, la mente y el espíritu. Pudo haber reconocido que yo hacía lo mejor que podía en ese momento con los recursos con los que contaba y pudo haberlo hecho animándome al mismo tiempo a seguir adelante sin avergonzarme. Pero no lo hizo. Yo me sentía incómoda y cohibida en su presencia pero, puesto que no tenía punto de comparación, supuse que así era la terapia.

Esta terapeuta deseaba hablar más que nada sobre el abuso, lo cual era difícil para mí. En las ocasiones anteriores en que lo había comentado, fui físicamente torturada o traicionada. Siempre salía lastimada cuando compartía mis secretos, pero aparentemente no podía hacérselo entender. Ella me acorralaba diciendo que ésa era la única manera de mejorar y amenazándome con que si no hablaba sobre esos problemas, dejaría de trabajar conmigo. Puesto que yo tenía la impresión de que la necesitaba, hacía un esfuerzo pero, como me mostraba indiferente al hablar, ella etiquetaba mi conducta como "anormal". También empezó a preguntarme si había alguien que pudiera "corroborar mi historia", haciendo hincapié en la palabra "historia". Yo decía la absoluta verdad, pero no tenía manera de probarlo. Mi terapeuta no me creía y de lo que sí creía me culpaba a mí.

La manera en que me trataron los médicos y otros profesionales en el hospital, combinada con el trato de mi terapeuta, lograron desgastar cualquier remanente de respeto por mí misma que hubiera tenido. Empecé a creer que en verdad no valía. Nunca se me ocurrió cambiar de terapeuta. Me limité a pensar que todos deben ser iguales y, dado que para curarme necesitaba un terapeuta, me quedé con la que tenía.

No regresar a la facultad de leyes fue la única decisión positiva que conseguí tomar. Me había sentido terriblemente mal ahí y deseaba con desesperación hacer algo que me hiciera sentir bien. Me mudé a vivir con una amiga y encontré un trabajo maravilloso enseñando trabajo social en una pequeña secundaria católica.

Enseñar ocupaba mi mente y me hacía sentirme útil. Era del agrado de los profesores y de los alumnos y pensé que había encontrado mi nicho. Pero, a pesar de la felicidad y el alivio que la enseñanza me brindó, seguía atrapada en el peligroso ciclo de la inanición y la purga. Sin importarme mi peso tremendamente bajo, subir seguía siendo mi mayor terror. Mi vida estaba dominada por las mismas reglas y creencias, con dos excepciones: ya no hacía ejercicio ni me pesaba: tiré la báscula. La obsesión por pesarme fue sustituida por la revisión de mi ropa: al ver cómo me quedaba, fácilmente adivinaba cuánto pesaba.

Mi manera de comer, mi salud y mi peso siguieron declinando. Ante la insistencia de mi terapeuta, volví a entrar al mismo programa de trastornos de la alimentación en el que participara el verano anterior. Aunque esa primera experiencia me pareció negativa, todavía pensaba que podrían ayudarme. Para entonces, la anorexia se había convertido en una prisión de la cual quería escapar con desesperación.

De la oscuridad a una tenue luz

Esa segunda admisión en el programa fue la misma pesadilla y los siguientes cuatro años entré y salí de distintos hospitales.

Me sentía muy desdichada. Los médicos y otros clínicos o bien no le daban importancia a mi dolor o me culpaban por él. Se enfocaban más bien a mi intelecto y a cuánto tenía para darle al mundo. Su razonamiento constante era que si había sido lo suficientemente inteligente como para terminar el bachillerato, lo era también para acabar con mi padecimiento. El hecho de que nadie me escuchara o me creyera me dolía. Y enfrentaba ese dolor utilizando mi trastorno de la alimentación y mis tendencias autodestructivas.

Después de tanto tiempo de ser culpada o de que no me creyeran empecé a tratar de inventar explicaciones y a cuestionarme si tal vez después de todo no estaba loca en realidad. ¿Sería posible que todo estuviera en mi mente? Empecé a pensar que tenía que estar verdaderamente enferma para pensar de forma tan retorcida. Vacilaba entre las dudas sobre mí misma y mi realidad, o saber con todo mi corazón que lo que yo decía era la verdad.

Por fin, durante una de mis admisiones conocí a una terapeuta que me resultó agradable desde el principio. Pronto me di cuenta de que era ella con quien deseaba trabajar. Era diferente de cualquier otra persona que hubiera conocido. Se mostraba amable y paciente y, si bien en ese momento no lo sabía, también creía en mí. El único alivio que sentía del constante dolor que consumía mi alma era cuando estaba en sesión con ella. Su presencia tenía algo que me reconfortaba.

Esta nueva terapeuta me reanimó, pero la cosa no llegó a mayores. Parecía que al final de cada sesión resolvía confiar en ella y contarle más la siguiente vez.

Después salía de su consultorio y me dirigía a la unidad clínica, donde era recibida por enfermeras que me decían que era una pérdida de tiempo. Obviamente, esto me lastimaba y estaba convencida de que mi terapeuta se impacientaría tanto con mi falta de progreso que dejaría de trabajar conmigo. Esta situación, aunada a mi previa experiencia terapéutica, me imposibilitaban confiar en ella. Sin embargo, podía aceptar la situación porque lo único que me importaba es que era agradable.

Su amabilidad me hizo seguir en terapia.

Poco después de conocer a mi nueva terapeuta, conocí al hombre con quien me casaría. Él también creyó en mí pero, como me sucedía con ella, yo no era capaz de confiar en él. Él me ofreció su compasión y lo único que quería era compartir su vida conmigo. El problema era que yo ya no deseaba vivir la mía. Anhelaba desesperadamente liberarme de mi trastorno de la alimentación y de mis conductas autodestructivas y, más que nada, que el constante dolor se detuviera.

En forma incansable buscaba respuestas en libros y consultaba todo lo que encontraba relacionado con estos padecimientos. Probé medicamentos, participé en terapias de grupo y consulté a varios médicos, pero nada tuvo éxito.

Casi al final de esos cuatro años, de pronto me percaté de algo devastador: recordé los días en que había sido una talentosa estudiante con muchos amigos que me trataban con respeto. Recordé mi optimismo y cómo era capaz de sonreír y hacer reír a los demás. Pensé en mi determinación y cómo la usé para esforzarme en el logro de mis metas. Sentía que eso había sucedido un millón de años atrás. ¿Qué sucedió? ¿A dónde se fue? La anorexia no sólo se había apoderado de mí y de mi vida, sino que en alguna parte, en cosa de segundos, había hecho la transición de una estudiante exitosa y respetada con un futuro brillante, a lo que yo pensaba era una paciente mental en malas condiciones, a la deriva y sin esperanza.

El despertar

Irónicamente, el momento del cambio llegó cuando mi terapeuta dejó de trabajar durante cinco meses por una licencia de maternidad. Mi peso cayó a un punto crítico y me percaté de que tenía que encontrar un programa para mi tipo de trastorno. Debido a la falta de instalaciones adecuadas, junto con restricciones impuestas por mi aseguradora, entré al mismo en el que participara años atrás. El programa se había mudado a un nuevo hospital, lo cual me hizo albergar esperanzas. Algo en mí estaba cambiando. Estaba decidida no sólo a recuperarme, sino a sentirme mejor. Sabía que la mayor parte de mi tratamiento había sido nocivo y no quería que continuara esa tendencia. Esta vez estaba por completo decidida a asumir un papel activo en mi tratamiento.

Casi todo el personal era el mismo, con lo cual mis esperanzas se redujeron rápidamente. Un psicólogo me dio una lista de condiciones que tenía que cumplir, pues de otra manera me alimentarían con sonda. Usó el mismo tono condescendiente de antes y una vez que salió, me senté en la cama sintiéndome sola y vulnerable. Igual que años atrás, mi corazón me decía que dejara el programa porque no sentía que era el adecuado. A diferencia de la vez anterior, ahora sí escuché. Llamé a mi marido y le dije: "Sé que necesito estar en alguna parte, pero aquí no es. Por favor ven por mí, voy a dejar el programa".

Después de una ardua investigación, pude encontrar un nuevo programa y entré a él. Éste incluía también la investigación de traumas... exactamente lo que necesitaba. Ahí me enteré por fin de que era posible recuperarse de la anorexia. El cuidado y el respeto que recibí entre esas paredes eran milagrosos, como ninguna otra cosa que hubiera experimentado. Empezaba a sentirme con facultades. El médico se mostraba compasivo, optimista y dispuesto a explicarme mi condición médica en términos comprensibles. En los grupos rebosaba la comprensión y la gente compartía sus intimidades. Encontré esperanza y consuelo en mis conversaciones con las demás mujeres, algunas de las cuales tenían historias tan complicadas y largas como la mía. Unidas por metas y luchas comunes, compartimos la curación y la fuerza.

Una mujer en particular me inspiró mucho. Lo que me impactó más fue que, pese a las experiencias humillantes que había tenido, se trataba a sí misma con amabilidad. Había encontrado su propio valor y creía en ella. Compartía sus experiencias y sentimientos con dignidad y yo sentía que podía enseñarme mucho.

En la curación hay luz

Permanecí en el programa nueve meses manejando diario más de una hora para llegar. Escuché, observé y absorbí información como una esponja. Reconocí mis conductas destructivas e identifiqué muchos de mis temores. Pero después de nueve meses también me di cuenta de que estaba atorada. Mi peso se había estancado y me aterrorizaba subir de la marca de los 45 kilogramos. Sabía que tenía que trabajar con mis percepciones acerca de la alimentación, el peso y mi persona, pero me daba cuenta de que necesitaba hacerlo más que nada por mi cuenta.

Recordando todas las conductas que había practicado sólo para estar segura, entendí cómo la anorexia me ayudó a sobrevivir. Y algo más importante: comprendí también que, en tanto la tuviera, nunca podría experimentar la vida más allá del estado de supervivencia. Quería liberarme de mis pensamientos obsesivos y mis conductas rígidas y, sobre todo, deseaba deshacerme del dolor que inundaba mi alma. El instinto me decía que, para que eso pudiera suceder, necesitaría enfrentar a mis demonios y llegar a buenos términos con mi pasado. Sólo entonces podría avanzar para encontrar paz y satisfacción. Se me ocurrió que lo único que obstaculizaba mi camino era la anorexia y, al darme cuenta de ello, ésta se convirtió en el bloqueo que estaba decidida a vencer.

Mi terapeuta regresó y yo emprendí mi curación con su apoyo incondicional. El coro de médicos y enfermeras desapareció, incapaces ya de acallar la voz de ella. Ahora era ella la única persona con la que trabajaba; por fin empecé a confiar en su confianza en mí. Después de años de búsqueda, descubrí que la recuperación es una combinación de determinación, de ensayo y error, de adentrarse en la autoaceptación y practicarla con espíritu guerrero. Entendí que mi tratamiento anterior no había tenido éxito principalmente porque me parecía que me restaba facultades y me dañaba, pues me contemplaba como una estadística y no como una persona. Empecé a analizar lo que faltaba en él y a proporcionármelo.

Mi última admisión me mostró la importancia de la compasión y la comprensión y me reveló que los vínculos amorosos curan. Sin embargo, conservar ese consuelo, esa compasión y esa comprensión no era sencillo. Aunque mi terapeuta tenía mucho para darme, todavía no me sentía merecedora. Las participantes en mi último programa decían a menudo: "Deberías cuidarte más" y: "Deberías amarte". Pero yo no sabía cómo, sencillamente porque me odiaba con vehemencia.

Pensaba en las mujeres que conocía que se habían recuperado de un trastorno de la alimentación.

¿Qué tenían en común? De pronto tuve una revelación: aceptaban quiénes eran. Sabían cómo promocionar sus éxitos, cómo ser pacientes con sus errores y suaves con su dolor.

Mi comprensión de la recuperación se intensificó. Para que funcionara, necesitaba sentir que merecía compasión y para sentirme merecedora tenía que aceptar quién era. ¡Sin duda la tenía fácil! En lo más profundo de mi ser sabía que mi recuperación dependía de mi capacidad de avanzar de un intenso autodesprecio al ámbito de un suave amor por mí misma. Todo lo que debía hacer era trazar la ruta.

Puesto que era una persona de pensamientos lógicos, entendía que emprendería un proceso. Empecé por escribir acerca de tratarme con gentileza y compasión y de explorar la manera de no ser crítica. Después de escribir sobre ello, lo intenté. Durante todo un día me negué a permitirme etiquetar nada que pensara, dijera o hiciera como bueno o malo. Acepté que todo sencillamente existía. El ejercicio resaltó el desprecio que sentía por mi persona, y pude darme cuenta de la gran distancia que tenía que recorrer antes de poder sentir amor por mí de manera persistente.

Parte de aprender a ser gentil y compasiva conmigo implicó cambiar mi vocabulario. Incorporé palabras de amor a mis anotaciones en mi diario, a las sesiones de terapia, a las cartas a mis amigos y, en especial, a mi charla interior. Siempre que tenía algún pensamiento brusco hacia mi persona, me decía, con tranquilidad: "Sé amable".

También empecé a visualizar tratarme de esa forma. Me acostumbré a cerrar los ojos y visualizar situaciones, prestando mucha atención a mis reacciones internas. Si pensaba que alguna de éstas era crítica o rígida, la reconstruía transformándola en algo más amable y aceptante.

En mis anotaciones cotidianas en mi diario, escribía lo que aún no creía, para así sentirlo más tangible. Por ejemplo, escribía que, en vez de herirme en tiempos de dolor, necesitaba permitirme llorar y rodearme de personas que se interesaran por mí. Esto era difícil porque no estaba segura aún de que hubiera alguien que en verdad lo hiciera. Continuamente afirmaba que necesitaba conectarme con otras personas en vez de aislarme por miedo a salir lastimada.

Por medio de la terapia y la escritura exploré por qué no me sentía con derecho a mis sentimientos. Adopté la filosofía de: "dilo de todas maneras"; es decir, expresaba cualquier cosa que sintiera o pensara, lo cual ayudaba a desarrollar mi voz auténtica. La voz más pasivo-agresiva de la anorexia iba de salida.

Dentro de las páginas de mi diario exploré muchos temas: la alimentación, los traumas, los sentimientos hacia mí misma.

Como podía escribir lo que no era capaz de expresar verbalmente, solía compartir con mi terapeuta lo que escribía. Eso me facilitaba iniciar el análisis de temas dolorosos y buscar la reafirmación de mis nuevas conductas y maneras de pensar.

Después de mucho escribir y hablar, el siguiente paso lógico era detener todas mis conductas destructivas. Algunas veces los impulsos y las ansias eran tan fuertes que me quedaba tranquila para ser testigo de cuán sensible y nerviosa me sentía. Era como una adicta en la etapa de tratamiento para dejar las drogas; lo único que necesitaba era resistir.

Me sentaba a ver mis fotografías de cuando era niña. Dado que aún sentía odio por mí misma, era imposible reconocerla y me sentía obligada a hacer comentarios crueles. Para ser más objetiva, pretendía ser alguien más.

Observaba los menudos dedos y muñecas, el brillante cabello rubio y los grandes ojos azules. Cerraba los ojos e imaginaba que me reunía con esta pequeña. Cuando la visualizaba hablando y riendo, sentía deseos de cuidarla, de amarla. Imaginaba que la llevaba a tomar un helado y mi corazón se derretía con la sonrisa que iluminaba su rostro. Imaginaba que la observaba correteando mariposas en el campo; mi espíritu se deleitaba con su naturaleza juguetona. Hice todos los escenarios tan detallados y gráficos como fuera posible y me enamoré de esta preciosa niña.

Poco a poco integré mi historia a su vida. Tomando mis recuerdos más horribles, pretendía que esas cosas le habían sucedido a ella. Por fin, logré entender que en realidad ella era yo, y por primera vez en mi vida las lágrimas que corrían por mis mejillas fueron lágrimas de compasión. Recuerdo con claridad ese día: estaba sentada en el piso de la sala con las fotografías esparcidas frente a mí, invadida por un dolor inenarrable.

Una vez que logré sentir amabilidad hacia mí misma, comencé a desafiar las creencias perjudiciales que mantenía. Me percaté de cómo me habían enseñado a someterme mientras era sujeta a manipulaciones dolorosas. Me planteé e intenté contestar preguntas como: "¿Qué aspecto mío hace que la gente me trate de manera hiriente?", y la más difícil de todas: "¿Por qué?" Hasta la fecha no he podido responder estas preguntas y el "¿por qué?" corroe aún mi alma.

No podía sacudirme aún el sentimiento de que había algo en mí que me hacía una persona sin valor, de alguna manera diferente de todos los demás. Siempre me culpé por las cosas terribles que me habían sucedido. Deseaba desesperadamente que alguien me dijera que no era yo, que no era mi culpa, pero también sabía que esto era algo que tendría que descubrir por mi cuenta. Y finalmente lo hice, por accidente, mientras trabajaba con niños. Su cercanía me enseñó que cada uno de ellos es especial y vulnerable, con una gran necesidad de amor y protección. Pronto me di cuenta de que yo no había sido diferente de ninguno de ellos. Surgieron más preguntas dolorosas al ver con tremenda claridad qué fue lo que mi propia familia tiró por la borda.

Cuanto más crecía mi compasión, más amable llegué a ser, y más empecé a ver que yo misma me castigaba. Mi mente y mi cuerpo experimentaron años de un abuso incalificable y ahí estaba yo, sometiéndolos a mi autodestrucción y autodesprecio. De esta manera, me comportaba como las otras personas que antes me habían herido. ¡Qué difícil era contemplarlo desde esta perspectiva! Porque, sabes, es imposible herir intencionalmente algo que amas.

Con todo cuidado enfrenté mis perspectivas, me hice preguntas difíciles, busqué en mi alma, asumí riesgos y cambié mis maneras de pensar respecto a mí misma y a mi mundo. En forma simultánea, ataqué mis miedos concretos y mis reglas relacionadas con la alimentación. Anotaba mis objetivos en un cuaderno, en el cual diseñaba un buen número de ejercicios para afrontarlos. Por ejemplo, con miras a desensibilizarme de los temores a los alimentos, a diario me forzaba a comer algo que me atemorizara. Entonces sentía pánico.

Me preocupaba engordar y todo tipo de cosas. Intentaba descifrar cómo podría dejar de cenar, purgarme o utilizar mis otros remedios usuales para compensar esta falta. Me permitía sentir pánico durante exactamente cinco minutos, antes de decir en voz alta: "¡¡¿A quién le importa? Es *sólo una barra de chocolate... ¿y qué?!!"* Me forzaba a dejar de lado el pánico desviando mi atención hacia otra cosa. Algunas veces me ayudaba recordar que mis amigas recuperadas consumían con regularidad estas cosas sin engordar. Otras veces me ayudaba salir de casa. Fuera cual fuera mi elección, siempre me negaba a actuar siguiendo mis impulsos de dejar de hacer una comida o purgarme.

Este ejercicio en particular me ayudó a ampliar mi dieta hasta el punto en el que parecía una persona que nunca había tenido un trastorno de la alimentación. También me ayudó a ser capaz de salir a cualquier parte y comer cualquier cosa sin obsesionarme, sin sentir pánico, sin enloquecer a mis acompañantes. Y, lo más importante de todo, fue decisivo para disminuir mis ansias de purgarme. De hecho, poco después de empezar a hacerlo las ansias ¡desaparecieron por completo!

Facilitar y hacer más cómodo el proceso de restauración de mi peso fue siempre de enorme importancia. Alejarme de las básculas una vez que llegué a un peso seguro significaba que ya no tenía un número en la mente que me obsesionara. Portar ropa suave, cómoda y suelta también me resultó útil. La suavidad reconfortaba mi piel y el hecho de que fuera suelta reducía el pánico que experimentaba cada vez que sentía la pretina aunque fuera ligeramente más apretada. También me forcé a dejar de verificar habitualmente el tamaño de mi estómago durante todo el día. Para estimularme y reafirmarme, puse en práctica numerosas charlas positivas conmigo misma, reafirmando con constancia que mi cuerpo se iba haciendo saludable y fuerte. Colgaba frases afirmativas por todo nuestro hogar, las escribía en mi diario y me las repetía en el auto mientras conducía. También fue benéfico cambiar mi percepción de lo que es un peso aceptable. Comencé a mirar a mujeres con un peso normal y a decirme en silencio: "Ése es un peso normal y saludable y eso es lo que quiero para mí". Aunque en un principio no lo creía, con el tiempo sí lo hice.

Por último, con la práctica del amor hacia mí misma y una mayor autoconciencia llegó mi largamente esperada libertad de la cárcel de la anorexia.

Lecciones aprendidas

Recuperarme de la anorexia me permitió emprender un profundo camino de curación. Logré aprender que en las heridas hay sabiduría y en la curación hay fuerza. Logré aceptar el esfuerzo como un vehículo de crecimiento. No sólo me liberé de la prisión de la alimentación y el peso, sino que encontré la perseverancia y la compasión necesarias para iniciar la curación de mi doloroso pasado. Mi camino me enseñó la importancia de escuchar, de confiar y, por fin, de seguir a mi corazón. Mi búsqueda de la amabilidad me ayudó a darme cuenta de que no merezco ser lastimada por nadie... incluyéndome a mí misma. Y, si bien todavía hago sacrificios por otras personas, ya no me sacrifico yo.

En mi búsqueda de la verdad, hice contacto con una prima, quien sospecho sufrió un abuso similar. Nos reunimos y al conversar, cada una terminaba las frases que la otra decía. Fue reafirmante y a la vez impactante descubrir que mis recuerdos eran correctos. A veces retrocedo y contemplo mis años de tratamiento y me pregunto: ¿Si me hubieran creído? ¿Si me hubieran brindado compasión y comprensión en vez de acusaciones y culpas? ¿Si hubiera conocido primero a mi actual terapeuta? Nunca tendré respuestas para estas preguntas.

He recogido tesoros aun de mis experiencias más difíciles. Puesto que la gente me ha juzgado con rapidez, tengo cuidado de dar a otros el beneficio de la duda. Yo salí de una situación brutal con la capacidad de amar, de nutrir y de interesarme intensamente en los demás.

Conocer las profundidades de la vergüenza, la humillación y la soledad me ha dado humildad, característica que enriquece grandemente mi vida. El hecho de que durante la mayor parte de mi vida mis sentimientos fueran ignorados me permite conectarme con otras personas en forma significativa y compasiva. Sin importar cuán fuerte sea la tormenta, sé que si busco bien, siempre encontraré el arcoiris. Mi vida personal ha florecido a partir de mi recuperación y es mejor que nunca. Poco después de recuperarme hubo un periodo en el que sentí como si mi esposo y yo acabáramos de conocernos, y volvimos a enamorarnos.

Fue una experiencia asombrosa y hermosa para ambos. Hoy disfrutamos planificando nuestro futuro, gozamos nuestra compañía y tomamos parte de nuestro tiempo para jugar. Ansiamos empezar una amorosa familia.

Mis relaciones con mis amigos también se han profundizado. Ahora tengo mucho más que compartir de mi persona. Tengo ambiciones, metas, esperanzas y sueños. Experimento una paz y una libertad satisfactorias que nunca podría haber conocido mientras vivía con anorexia.

Recuerdo cómo celebrar mis éxitos y apreciar mis cualidades; soy paciente con mis fallas y amable en tiempos de dolor. Vivo cada día dirigiendo con mi corazón y siguiendo con mi mente.

La recuperación me ha otorgado muchos regalos y hoy estoy dedicada a ayudar a otros a recorrer sus propios caminos. Escribo, hablo y conduzco seminarios sobre recuperación en los que resalto la importancia de seguir las señales de nuestro corazón hacia la salud y la curación.

Siempre me impacta que tantas personas se me acerquen al final de estos eventos para hablarme de sus esfuerzos y para pedirme orientación. Yo me entrego con el corazón y me siento honrada de estimular su curación. Mi misión es ofrecer esperanza y dar luz a su oscuridad.

A menudo recuerdo los días en que creía que la recuperación era una fantasía y me complace asegurarme de que no es así; por el contrario, es posible y factible. La paciencia y la compasión, del personal clínico y de otros pacientes por igual, juegan un papel fundamental en el proceso y nunca deben menospreciarse. Mis experiencias iniciales en el tratamiento me impulsan a recordar a otras personas que este proceso debe darnos facultades y poder al reconocer y basarse en la fortaleza singular de cada persona.

Si no sentimos que lo está haciendo, quizá sea el momento de cambiar a alguna otra cosa que sí lo haga. Existen muchos médicos y profesionales clínicos capaces de mostrar comprensión y dar apoyo en el arduo y gratificante camino. La recuperación es un proceso, una lucha... una que bien vale el esfuerzo. Te insto a que encuentres su voz.

Sé amable con tu corazón y enamórate de ti misma... lo mejor está por llegar.

CAPÍTULO 3

Dónde comenzar

Escoger la vida

El primer paso para recuperarse de la anorexia es, sencillamente, escoger la vida. Para hacer esta elección no es necesario siquiera que sepas cómo, sino afirmar, en un nivel básico, que deseas vivir. Piensa en ello: en verdad, la anorexia no te permite vivir... te permite sobrevivir, y algunas veces apenas eso. Recuerda algún acontecimiento importante reciente. Pudo haber sido una fiesta de graduación, una boda, unas vacaciones o una noche de juerga con tus amigos. ¿Te emocionaba la idea, o te obsesionaba pensar en lo que comerías y las calorías? ¿Reíste y te divertiste, o te concentraste en cómo evitar comer? ¿Conversaste con la gente, o te sumergiste en un diálogo interno acerca de tu peso y tu falta de valor?

¿Te das cuenta de que la anorexia se contagia a todos los aspectos de tu experiencia? Te hace preocuparte, te distancia de ti misma y de los demás, adormece tus sentimientos, arruina tu salud y aminora la calidad y el significado de casi todo lo que haces. Aquello que tú crees que controlas en realidad te controla a ti y quizá te esté matando lentamente.

Tú puedes hacer *más* que sólo sobrevivir en este mundo; puedes vivir en él. Si estás dispuesta a trabajar arduamente en tu recuperación, puedes transformar tu vida en una que sientas que es gratificante y satisfactoria. Para conseguirlo tendrás que ser paciente, estar presente y mantener una actitud aceptante durante todas las etapas de tu mejoría. También significa observarte con objetividad y llegar a saber quién eres en verdad. Elegir la vida significa creer que algún día —no importa cuánto tiempo te tome— serás libre.

Aun si no estás segura(o) por completo de que deseas iniciar tu recuperación el día de hoy, *algo* te hizo tomar este libro: la posibilidad de que las cosas sean diferentes, tu esperanza en un futuro mejor, tu voluntad de vivir. Sigue tu instinto pues proviene de tu corazón. Tú y sólo tú puedes hacer esa elección. Tú y sólo tú puedes darte la genuina oportunidad de recuperarte. Encuentra el valor para dar ese primer paso... ¡ten ánimo y elige vivir!

Los siguientes son comentarios de personas que descubrieron que su recuperación comenzó con esta decisión única:

Tomé la decisión de recuperarme. Fue una decisión que me causó temor, pero cuando empecé a comprender la gravedad de la anorexia, se convirtió en una decisión necesaria.

Definitivamente decidí recuperarme. Para reafirmar mi determinación, escribí la palabra "anorexia" en un pedazo de papel, lo puse en una pequeña caja y la enterré. Ese día murió mi anorexia. Desde entonces me he dedicado a vivir la vida. Al principio el esfuerzo fue enorme, pero hice un compromiso conmigo y lo cumplí. Mi vida ha mejorado mucho.

Disposición y valor

Tu disposición para hacer lo que sea necesario para mejorar, aunque eso te provoque temor, es crucial para tu recuperación. Disposición no es lo mismo que voluntad. Quizá tengas una voluntad tremenda —la mayoría de los anoréxicos la tienen—, pero es muy probable que ella no te ayude a luchar contra tu trastorno de la alimentación. La disposición para intentar cosas nuevas, aunada al valor de soportar el temor y la incomodidad son dos de las armas más poderosas y eficaces que puedes tener.

Como es natural, la recuperación te presenta un desafío y exige que asumas riesgos. Tienes que estar dispuesta a enfrentar esos retos, a emprender cualquier posibilidad y ponerla a prueba, incluso si tienes dudas al respecto.

Estar dispuesta, asimismo, a resistir la incomodidad y la ansiedad que acompañan las nuevas maneras de ser. ¿De qué otra forma podrías crecer? ¿De qué otra forma encontrarás alternativas a la anorexia?

Es importante experimentar con nuevos alimentos y diferentes actitudes en relación con el peso, pero la recuperación también requiere que explores los conflictos que desataron y mantienen tu trastorno de la alimentación. La tarea puede ser difícil e incómoda. De hecho, conforme avance tu recuperación, aparentemente de la nada, surgirán nuevos desafíos.

Recuerda a menudo que la recuperación es un proceso, no un suceso. Se necesita tiempo para trabajar con tus sentimientos, y para entender y aceptar tu pasado y tu presente. Armarte de una actitud valiente y dispuesta no es fácil, pero es uno de los pasos más importantes y significativos que puedes dar.

Durante la recuperación asumí muchos riesgos que me causaban temor. Algunas veces, se trataba de comer algún alimento que me hacía aterrorizarme, otras veces era confiarle a alguien una parte de mi ser que hasta entonces no había compartido. Estoy convencida de que todos los riesgos que asumí fueron vitales para mi recuperación.

Cuando estás en recuperación la gente te ofrece muchísimas sugerencias. Lo importante es tener la mente abierta y darle a todo el beneficio de la duda. A menos que la sugerencia me pareciera absolutamente alocada, me obligaba a intentarla. Algunas veces probé algo más de una vez porque reconocía que mi primer esfuerzo no había sido de todo corazón.

Escucha tu voz interna

Todos tenemos una voz sosegada, sabia y compasiva que habita en nuestro interior. Esta voz, que podemos imaginar como la voz del corazón, proviene del centro mismo del ser y es una fuente de un amor y una comprensión perfectos. Nos ofrece orientación siempre que la necesitamos, pero en especial durante la recuperación, cuando empezamos a conocernos y a confiar en nosotros en el nivel más profundo.

A las personas con trastornos de la alimentación les resulta particularmente difícil escucharla porque en su mente suelen agolparse pensamientos obsesivos y autocríticas internas.

Por lo tanto, un aspecto importante de la recuperación es aprender a bloquear las voces negativas para poder escuchar tu verdad interna y amorosa, la cual sirve a tus mejores intereses.

Si prestas atención, será fácil reconocer tu voz anoréxica y crítica porque es la de tono más alto. Sea cual sea su origen —expectativas paternas, ideales culturales, normas religiosas u otras fuentes—, te hace sentir mal contigo misma(o). Es implacable y siempre te dice que debes esforzarte más para ser mejor porque nunca eres suficientemente buena. Es un duro crítico que te reprende constantemente porque comes mucho o porque comes las cosas incorrectas. Critica lo que dices, cómo te ves y qué haces.

Por otra parte, la voz de tu corazón es aquella suave y amable que te ruega que te cuides. Es la que te anima a seguir en el camino adecuado y te recuerda que estás haciendo lo mejor que puedes. Siempre sabe lo que te conviene más. Algunas veces representa un fuerte empujón para que hagas o no hagas algo. Por ejemplo, tal vez de pronto sientas una intensa necesidad de desafiarte de alguna manera expandiendo tu plan nutricional o explorando un tema más difícil en terapia. Otras veces quizá sientas repulsión hacia algo, como limitar el tiempo que pasas con ciertas personas. En cualquier caso, tu voz interna te guía hacia la salud.

Es posible que necesites ayuda para distinguir entre las voces de tu crítico interno y de tu corazón, en especial en las etapas iniciales de la recuperación. Por ejemplo, tal vez desees hacer ejercicio pero sientes que por alguna razón no deberías hacerlo. Una voz te dice que el ejercicio es saludable y bueno para ti, en tanto que la otra te sugiere que quemar calorías extra no te ayudará en tu recuperación. En el pasado, te rendiste ante el impulso anoréxico de hacer ejercicio, pero ahora quieres hacer lo que es mejor para ti. Un amigo de confianza, un pariente o un terapeuta pueden ayudarte a descubrir la diferencia, hasta que tú logras reconocer tu voz amorosa por tu cuenta.

Algunas veces tu corazón te guía enviándote señales a través de tu cuerpo. Para seguir su orientación, es necesario que estés en la misma sintonía y que sepas cómo interpretar esas señales.

Empieza por prestar atención a cómo te sientes cuando piensas en un determinado tema. Si sientes tensión y rigidez en tu pecho, espalda, cuello o estómago, se trata de una señal de tu corazón que te indica que esa cosa particular no es buena para ti. La rigidez es tu corazón que dice: "No". De no ser así, probablemente vayas por el camino correcto. Si respiras con facilidad y tu cuerpo está tranquilo, tu guía interna te está diciendo: "Sí". Ése es el sentimiento a seguir.

Escuchar la voz de tu corazón es sólo parte de la conexión; también se necesita hacer el compromiso de seguir su orientación. Aquí es donde entran en juego la disposición y el valor. Muchos de los pensamientos, sentimientos y comportamientos relacionados con la anorexia son dañinos y tu voz interna te instará a realizar los cambios apropiados. Confía en que lo que tu corazón te dice que hagas es exactamente lo que necesitas.

Escuchar y atender la voz de tu corazón es una habilidad que tendrás que desarrollar. Siempre que te sientas desorientada o con una actitud excesivamente crítica, asegúrate de detenerte y encontrar un sitio tranquilo para consultar a tu corazón. De verdad, ¡detente y siéntate! Esto te ayudará a volver a centrarte para que puedas reenfocarte a tu propósito. También dedica un tiempo cada día para, con calma, hacer esta conexión por medio de la meditación, la oración, la lectura de inspiración, la música elevada, el contacto con la naturaleza o alguna otra actividad que tranquilice tu mente y llegue a tu corazón. Incluso como un murmullo lejano, tu voz interna está ahí. Tómate el tiempo para escuchar.

La guía interna es algo asombrosamente preciso cuando estás conectado a ella. Es como tener una brújula interna. Si te conectas con ella y la sigues, siempre irás en la dirección correcta.

Las personas pueden decirte qué hacer durante todo tu proceso de recuperación, pero yo he aprendido que si mi corazón no me dice que es lo correcto, no va a funcionar.

La voz de mi corazón es impulsada por el amor. Se interesa por mi bienestar y me ama incondicionalmente. Me resultó difícil seguirla, creo que porque no creía merecerla. Lo importante fue que la seguí de todas maneras.

CAPÍTULO 4

¡Consigue ayuda!

Nadie puede recorrer el camino de la recuperación por ti, pero recuerda siempre que no tienes que recorrerlo sola.

En efecto, conseguir ayuda es una herramienta importante de recuperación, porque la anorexia es un padecimiento que nos aísla. Quienes la padecen compiten por tener el cuerpo más delgado y el nivel más alto de autosuficiencia. En sus mentes se arremolinan pensamientos acerca de la alimentación, la baja autoestima y el temor a perder el control. Están separados de sus cuerpos, incluso al aproximarse a la inanición. El mundo limitado de su anorexia los empuja cada vez más al aislamiento y se retiran de la vida social normal.

El inicio de relaciones seguras con la familia, los amigos o con profesionales de la atención clínica es una manera de romper este aislamiento. En una relación de confianza, te aseguras de obtener atención y respeto. Aprendes a expresar tus pensamientos y sentimientos con honestidad, sin temor a ser juzgada o rechazada. Así acabarás por descubrir que las recompensas de establecer contacto con las personas que se interesan por ti compensa en mucho la soledad de la anorexia.

Tal vez te avergüence pedir apoyo o temas que una vez que te abras, la gente intente hacer algo antes de que estés lista. Tal vez te hirieron en una relación pasada y esto te hace desconfiar de otras personas, o tal vez sólo es que no te sientes lo suficientemente bien contigo misma como para compartir. Pero estos sentimientos y creencias perpetuan tu anorexia. Haz acopio de tu disposición y valor para buscar apoyo y descubrirás que una relación sana es satisfactoria en una manera en la que no lo es la obsesión con la alimentación. Recuerda que, sea cual sea el apoyo que elijas —familiares, amigos, profesionales, programas u otras vías—, tú mereces ser respetada en todas tus relaciones. Las conexiones que establezcas con otras personas deberían ser útiles y darte poder; de no ser así, plantea cuáles son tus necesidades y cambia la situación.

Ayuda profesional: el equipo de tratamiento

Debido a la complejidad y la gravedad de la anorexia, firmemente sugerimos que las personas que la padecen busquen ayuda de profesionales con entrenamiento y experiencia en el tratamiento de trastornos de la alimentación. Muchos optan por trabajar con un "equipo de tratamiento", es decir, una combinación de profesionales que trabajan en conjunto para brindar el apoyo más amplio disponible. Un equipo de tratamiento consiste por lo regular de cualquier combinación de los siguientes profesionales: doctores en medicina, psiquiatras, terapeutas, nutriólogos, dietistas y trabajadores sociales.

La relación con tus médicos y con otros miembros del equipo debe caracterizarse por el respeto mutuo. Deberás sentirte cómoda al hacer preguntas y ellos deberán contestarte con honestidad y compasión. Cuando empieces tu búsqueda de tus posibles terapeutas y médicos, entrevístate con los candidatos. Prepara una lista de preguntas e inquietudes y anota cómo responden a ellas. Aquí es cuando es especialmente valioso que prestes atención a tu voz interna. Si te sientes bien con alguien, si crees que tiene conocimientos respecto al tratamiento de la anorexia, si sus instalaciones te parecen acogedoras y te gustaría que trabajara contigo en tu recuperación, ¡adelante! De otra forma, sigue buscando hasta que encuentres a alguien de tu agrado.

Los siguientes son los componentes de un equipo de tratamiento.

Administración médica

Recomendamos ampliamente que te hagas un examen físico completo antes de comenzar tu proceso de recuperación y que contrates a un doctor en medicina como parte de tu equipo de tratamiento, incluso si vas mejorando. Un médico puede vigilar tu salud general y ayudarte a medir tus avances. Como ya mencionamos, hay muchos posibles problemas médicos relacionados con la anorexia y, con el apoyo de un médico comprensivo y experimentado, tú podrás abordar los que se aplican a ti.

La mayoría de los médicos que trabajan con anoréxicos son personas comprensivas y compasivas que entienden que los problemas que los llevan a consultarlos son complejos. Muchos serán generosos con sus palabras de esperanza y de ánimo. Aun cuando quizá en un principio te sientas avergonzada de hablar de tus síntomas, sé lo más honesta posible para que tu médico pueda utilizar al máximo sus capacidades.

Si en cualquier momento llegas a un nivel clínico inestable, tu médico deberá explicarte la situación en términos comprensibles. Por ejemplo, uno de los aspectos de los que te advertirá es la continua reducción de tu nivel de potasio. Te indicará cuál es tu nivel ahora, con qué rapidez va disminuyendo y en qué punto puedes necesitar complementos o incluso hospitalización. Te detallará cuál es tu situación actual y sus riesgos, y te recomendará un curso específico de acción para poder salvaguardar tu vida.

Los psiquiatras son doctores en medicina y a la vez terapeutas. Pueden recetar medicamentos, de ser adecuado, y también dar terapia. Por lo general, en las etapas iniciales de recuperación de cualquier trastorno de la alimentación se realiza una evaluación psiquiátrica, pero en muchos casos los psiquiatras sugieren a los pacientes que tengan como terapeuta constante a un psicólogo o consejero.

Además de los exámenes físicos y psicológicos, también deberás ver a un dentista, en especial si has estado vomitando.

Siempre sentí que mi médico se interesaba en mí y en lo que me sucedía. Eso significó toda la diferencia. Sentí que yo importaba y eso alimentó mi deseo de recuperarme.

Terapia

La terapia profesional suele ser el componente más importante de la recuperación de un trastorno de la alimentación. Para muchos anoréxicos, éste es el primer —y algunas veces el único— sitio donde podrán ser escuchados, apoyados y valorados.

Existen muchos tipos de terapeutas y una amplia variedad de métodos. El terapeuta puede ser psicólogo, consejero matrimonial o familiar, consejero escolar, trabajador social u otro profesional capacitado. Tu situación específica y el entrenamiento y orientación del terapeuta dictarán el método a seguir.

Casi todas las terapias para estos trastornos incluyen: psicoterapia individual; psicocapacitación respecto a aspectos socioculturales, históricos, femeninos y médicos; asesoría en nutrición; tratamiento medicamentoso; sesiones de grupo; terapia familiar o de pareja y trabajo con la imagen corporal. Los métodos alternativos incluyen terapias experienciales como la terapia de arte o de movimiento y el psicodrama; trabajo corporal, como el contacto físico terapéutico; uso de la hipnosis; exploraciones psicoespirituales y técnicas de facultamiento con desafíos físicos, como cursos en sitios silvestres.

Si todo esto te parece agobiante, puedes estar tranquila. Recuerda que tu recuperación y el proceso terapéutico requieren tiempo. Se te someterá a estos métodos y a nuevo apoyo a un ritmo que tu terapeuta principal piense que puedes manejar. Todos siguen su proceso de recuperación a su propio ritmo y no se te presionará para ir más allá de tu capacidad. Pero la recuperación de un trastorno de la alimentación implica un arduo trabajo. Ten la disposición de abrirte más en ocasiones e intentar cosas nuevas.

Al elegir un terapeuta, busca a alguien que al menos tenga cierta experiencia en el trabajo con estos padecimientos. Asegúrate de encontrar a alguien que te haga sentirte segura al expresarte de ti misma, porque durante la terapia necesitarás abordar tus sentimientos más profundos, así como las difíciles circunstancias que te llevaron a la anorexia y que ahora la sostienen.

Programa dedicar las primeras dos sesiones a que se conozcan mutuamente. No esperes compartir tus secretos más íntimos enseguida. Puede ser demasiado doloroso admitir ante ti misma algunas cosas, ya no digamos decirlas en voz alta a alguien a quien acabas de conocer.

Sé paciente y amable contigo y dale a tu relación con tu terapeuta tiempo para desarrollarse. Respeta tu proceso y tu desenvolvimiento interno; tiene su propio ritmo por una razón. Si después de varias sesiones todavía no te sientes cómoda con tu terapeuta, o si sientes que las cosas están "mal" en general, escucha tu voz interna. Tal vez no sea el profesional adecuado para ti y deberás considerar buscar a alguien más.

Recuerda que ningún profesional en el tratamiento tiene todas las respuestas o tiene la razón todo el tiempo. Es posible que en ocasiones malinterprete algo que digas o te brinde una retroinformación que esté fuera de contexto.

Los buenos médicos y profesionales clínicos te pedirán que tú les proporciones retroinformación y sugerencias respecto a qué es útil y qué no lo es.

Se requirió tiempo y esfuerzo para desarrollar la relación que tengo con mi terapeuta. Pero para mantenerla sigue siendo necesario invertirle tiempo y nutrirla. No es una relación que se dé con facilidad, al menos no fue así en mi caso. ¡Pero vale la pena el esfuerzo!

He tenido varios terapeutas y cada uno me ha ayudado de diferente manera. Dejarlos para empezar con el siguiente siempre fue difícil porque habíamos compartido mucho. Un buen terapeuta incluso te ayuda a abandonarlo.

Asesoría en nutrición

Un nutriólogo o dietista certificado ofrece un apoyo específico: ayudar a normalizar tu forma de comer y a la vez educarte con respecto a la alimentación y las necesidades nutricionales de tu cuerpo. Tomando en cuenta tus preferencias alimentarias y tus necesidades de recuperación de peso, desarrollará un plan especial que sea aceptable y tolerable para ti. Reuniéndose a intervalos regulares, podrán analizar tus avances, hablar de inquietudes determinadas y desarrollar estrategias para vencer los problemas que puedas tener con ciertas comidas o alimentos.

Para la mayoría de los anoréxicos, normalizar su manera de comer es un proceso incómodo y la asesoría en nutrición suele hacerlo más llevadero.

Al igual que con los demás miembros de tu equipo de tratamiento, es necesario que te sientas cómodo(a) al hacer preguntas sobre temores específicos relacionados con la alimentación, el aumento de peso y la forma saludable de comer. Recuerda que la mayoría de los nutriólogos no están entrenados para estudiar los problemas personales que subyacen a un trastorno alimentario. Esto, por lo general, tendrás que reservarlo para las sesiones con tu terapeuta.

Mi nutrióloga me garantizó que no engordaría, así que no sentí demasiado temor de subir de peso. Me dio una sensación de control, pese a que ella era la que estaba a cargo. Trabajó evitando tocar mis ideas preconcebidas acerca de la alimentación para que pudiera tener éxito.

Mi dietista me enseñó cuáles son las necesidades de mi cuerpo y cómo comer para alcanzar una salud y un bienestar óptimos. Ahora estoy consciente de lo bien que me siento y de cuánta energía tengo.

Programas de tratamiento

Algunos hospitales cuentan con programas especializados para el tratamiento de trastornos alimentarios. Estas instalaciones pueden tener diversos niveles de atención, incluyendo los siguientes:

- Paciente interno: los pacientes viven en las instalaciones durante un largo periodo, que varía entre un par de semanas y varios meses. Puede tratarse de alas hospitalarias, dormitorios o casas para grupos. El tratamiento para pacientes internos es el preferido para quienes presentan complicaciones médicas o requieren una supervisión constante.

- Paciente residencial: los pacientes permanecen en instalaciones parecidas a los dormitorios universitarios con una supervisión un tanto menos estricta que en una unidad de pacientes internos. El nivel de participación es aproximadamente el mismo. Los pacientes internos suelen "graduarse" y pasar a un programa residencial, o en algunas situaciones, cuando no hay espacio disponible para los servicios de paciente interno, se elige el tratamiento residencial.

- Servicios hospitalarios diurnos: los participantes se presentan en las instalaciones cada mañana, permanecen ahí todo el día y regresan a casa por la noche. Aprovechan el tratamiento completo sin pagar el costo del alojamiento.

- Paciente externo: las personas se reúnen con los miembros del equipo de tratamiento y con los grupos con base en un programa y a la vez siguen su rutina normal.

La mayoría de los programas de tratamiento utilizan un método multidimensional con equipos que por lo general consisten de psicólogos, psiquiatras, internistas, trabajadores sociales, nutriólogos y algunas veces también terapeutas en aspectos recreativos, físicos y ocupacionales. En muchos se asigna un administrador del caso o un coordinador del tratamiento que lleve un registro de las necesidades de programación y comunicación.

Un día común y corriente en una instalación de tratamiento incluye sesiones de terapia individual, reuniones con nutriólogos, citas con médicos, grupos de apoyo y sesiones de capacitación, así como comidas estructuradas. Los grupos y las clases pueden abordar temas como: imagen corporal, administración del estrés, la alimentación y las relaciones, habilidades para superar los trastornos de la alimentación, capacitación en nutrición, prevención de las recaídas, manejo del enojo, conflictos femeninos, entrenamiento en asertividad, terapia artística o musical y terapia de escritura expresiva.

Estar rodeada de otras personas que comparten tu experiencia es un aspecto importante de participar en un programa de tratamiento. Tus iguales te entenderán en formas en que tal vez tus amigos y familiares no puedan hacerlo. Te ayudarán a darte cuenta de que no estás sola. Escuchar a otros hablar con apertura de sus conductas y de sus modelos de pensamiento puede ayudarte a aliviar tus temores y tu vergüenza, lo cual te permitirá hablar a tu vez con mayor apertura. Apoyar a otros en su recuperación puede ser también una forma de sentirte bien contigo misma.

Casi todos los programas requieren que los pacientes coman juntos en un ambiente de apoyo, a lo que se llama "comidas supervisadas". Puesto que la hora de la comida tiende a ser un evento altamente emotivo, los miembros del equipo están presentes para mantener una atmósfera segura y de poco estrés. Se restringen de la conversación ciertos temas, como las calorías, el ejercicio, el peso y las dietas. Los miembros del equipo están disponibles para ofrecer ayuda inmediata a cualquiera que experimente una alta ansiedad. A menudo, los miembros del grupo descubren sentimientos de camaradería a la hora de la comida y algunas veces predomina una sensación de apoyo, el sentimiento de: "Tú puedes". A las comidas les siguen actividades planeadas para impedir las purgas y para distraer a los participantes de la incomodidad o resolver ésta.

El intenso apoyo ofrecido por los programas de tratamiento especializados es valioso por diversas razones. Si bien la estabilización médica puede ser la más obvia, las personas también entran a ellos para obtener un respaldo extra durante un periodo de crisis, para renovar su motivación que ha venido menguando, para aprender nuevas habilidades e identificar problemas que deben resolver. Actúan como resortes para vencer los obstáculos hallados en el camino a la recuperación al proporcionar estímulo y ayuda experimentados, aumentando así las oportunidades de llegar a recuperarse por completo.

Mi programa de tratamiento me ayudó en todos los aspectos de mi recuperación. Me ayudó a imprimirle ritmo a mi trabajo para que no me agobiara. No diría que el programa me curó, pero sin duda me puso en el buen camino.

Lo mejor fue tener mucho apoyo justo ahí, siempre que lo necesitara. También me hizo sentir bien prestar apoyo a otras personas.

La familia y los seres queridos

Si vives con tus padres y hermanos o con tu cónyuge o alguna otra persona importante para ti, y ellos están dispuestos a ayudarte, tu recuperación puede ser una experiencia compartida en el hogar y en la terapia familiar. Tus parientes y seres queridos se interesan por tu salud y felicidad; a veces, es posible que estén incluso más comprometidos con tu recuperación de lo que tú lo estás. Habla con ellos respecto a tus preocupaciones y acepta también las suyas. Ábrete a la posibilidad de un cambio en sus relaciones al comprometerse juntos a emprender este arduo camino. Hay enormes oportunidades de crecimiento para todos los involucrados.

Asimismo, es importante educar a todos las personas que comparten tu hogar respecto a los trastornos de la alimentación.

Utilizando recursos como libros sobre el tema y orientación profesional, puedes explorar la manera en que trabajarán juntos hacia el logro de tus objetivos de recuperación. Tendrán que abordar tanto preocupaciones cotidianas como aspectos de tipo más general, desde descubrir nuevas formas de manejar la elección de los alimentos hasta formas más saludables de comunicarse. Ésta es la ocasión para que todos consideren sus propios puntos fuertes y débiles; para confrontar sus prejuicios respecto a temas como la presión cultural para ser delgado, la sexualidad incipiente y la intimidad, así como para reexaminar las reglas y los valores familiares.

El apoyo familiar puede asumir diferentes formas: una sesión de tormenta de ideas relacionadas con la recuperación, una en la que un ser querido te escuche expresar tus pensamientos y sentimientos más profundos, o cooperación en la planificación de las comidas y de su preparación. La ayuda puede ser financiera para costear el tratamiento profesional. Un hermano puede darte sustento saliendo a caminar con calma contigo, ayudándote a evitar enfrascarte en un abuso obsesivo de ejercicio. O el padre de una anoréxica puede ayudar diciéndole a su hija que la ama independientemente de su talla y su peso. Investiga qué es lo que funciona para ustedes y recuerda que cuanto más apoyo estés dispuesta(o) a aceptar, más recibirás.

Toma en cuenta también que no todas las familias tienen la capacidad de brindar ayuda. Puede haber límites obvios debidos a la lejanía o a la muerte, y algunas veces los miembros —aun con buenas intenciones— son incapaces en el aspecto emocional. Tal vez sean demasiado controladores o críticos y no puedan comprender o escuchar siquiera tus preocupaciones. Si tu familia es, más que una solución, un problema, tal vez debas tomar distancia y buscar apoyo en otra parte. Explícales por qué los excluyes, si esto es posible, porque algunas veces la verdad puede acercarlos, aunque resulte dolorosa. Es valioso que reconozcas su influencia, bien sea que te vayan a ayudar o no.

Para mí, incluir a mi familia ha sido bueno y malo: una navaja de dos filos. Por un lado, me sentía mucho más cerca de mi marido cuando iba a consulta familiar conmigo pero, por otro, él de-

seaba que obtuviera más resultados. Sentí demasiada presión para darme prisa y mejorar.

Mi novio, que me animó y estuvo cerca de mí, es ahora mi esposo. Conoce mis secretos más profundos y oscuros. Incluso fue a terapia conmigo para intentar entender lo que estaba viviendo.

Otro tipo de ayuda

Hay muchos otros lugares donde encontrar ayuda, algunos obvios y otros no tanto. Ciertamente, podrás contar con tus buenos amigos, al igual que otras personas, como un maestro especial, un consejero espiritual o algún(a) otro(a) anoréxico(a) que se haya recuperado. Incluso puedes obtener estímulo saliendo a pasear a tu perro o hablando con tu gato. No podrán contestarte nada, pero, de todas maneras, a veces es mejor un buen escucha que un hablador. Además, los animales te aman incondicionalmente.

El punto en este caso no es a *quién* consigues para que te ayude, sino que te des cuenta de que no tienes que enfrentar la recuperación a solas. De hecho, *no puedes* hacerlo a solas; pensar que puedes es parte de tu anorexia. Romper con tu aislamiento e iniciar relaciones auténticas y sustentadoras es uno de los más importantes pasos curativos que puedas dar.

Las personas que se han recuperado de la anorexia son candidatos particularmente buenos en lo que a brindar apoyo se refiere. Estar en presencia de alguien que ya no es torturado por pensamientos obsesivos acerca de la alimentación y del peso, *pero que sabe con exactitud qué es eso y cómo se siente*, es una experiencia tremendamente poderosa y reafirmante. Pasar algo de tiempo con alguien que se ha recuperado es como mirar directo a los ojos de la esperanza. Puedes sentarte con él o ella y decirte: "Esta persona fue alguna vez como yo soy, y ahora en verdad está bien". Esta relación te hará sentir que la recuperación es algo mucho más tangible, mucho más factible.

Un mentor recuperado intentará responder todas tus preguntas relacionadas con la recuperación. Él o ella superó los mismos tipos de obstáculos que tú enfrentas ahora y será capaz de proporcionarte ideas singulares e invaluables. Además de ofrecerte sus conocimientos y su comprensión, una persona recuperada puede ser un modelo de las conductas saludables y de las nuevas formas de pensamiento que con tanto esfuerzo intentas adquirir. Pasar algo de tiempo con personas que están cuidando de sí mismas reforzará tus nuevas conductas y hará que te sea más fácil continuar a su lado. Muchos hospitales, preparatorias, secundarias y organizaciones femeninas patrocinan mesas redondas de mujeres recuperadas que hablan ante diversas audiencias. Estos grupos pueden recomendarte a alguien, lo mismo que tu terapeuta.

Las personas recuperadas te dan un tipo singular de esperanza. Pueden eliminar dudas como nadie más. Pueden decirte: "Ah, sí, yo me sentía igual. ¡Mira a dónde puedes llegar!" Y de pronto parece posible.

Hablar de manera constante con un amigo que se había recuperado fue un factor crucial para lograr vencer mis temores relacionados con la alimentación y con el peso. Me ayudó a asumir riesgos y entonces, por fin, empecé a confiar en mi cuerpo.

Actualmente veo a una consejera en la escuela y estoy dedicada a mi curación. Ella me dio un libro sobre trastornos de la alimentación que parece describirme al pie de la letra. Me dio esperanzas.

CAPÍTULO 5

Lo que ha funcionado para muchos

Si bien recomendamos ampliamente obtener ayuda profesional en el caso de la anorexia, también sentimos que hay mucho trabajo que uno puede hacer por su cuenta, aparte del tratamiento. Por tal razón, ofrecemos este capítulo "práctico", en el cual se incluyen análisis, ejercicios y sugerencias de actividades que puedes usar para incentivar tu propia recuperación. En cada sección se explora un tema y se termina con citas de otros anoréxicos en recuperación y ya recuperados. No todos los temas se relacionarán directamente contigo, pero muchos sí. Sé creativo(a) con tu proceso de recuperación. Las sugerencias son justo eso: sugerencias. Úsalas en la manera que te parezca mejor para *ti*, porque, a fin de cuentas, *tú* eres tu mejor maestra(o).

En este capítulo se te brinda la oportunidad de examinar tu trastorno: de investigar por qué lo tienes, de entender qué lo sustenta actualmente y de aprender a ser feliz y a sentirte satisfecha sin él. Sabemos que este proceso puede ser atemorizante y agobiante; lo sabemos porque hemos pasado por él. Asegúrate de realizar este trabajo. Tú eres una guerrera y éstas son las maneras de actuar de una guerrera.

Conócete

Al comenzar a liberarte de las conductas que la anorexia te dicta tan rígidamente, de pronto puedes darte cuenta de que no sabes quién eres. Muchas personas dicen que, debido a que se han identificado tanto tiempo con la anorexia, sienten que se están perdiendo a sí mismas. Ésta puede ser una experiencia solitaria. Pero una vez que inicies tu recuperación, te percatarás de que *eres tú por la que te sientes solitaria.*

Practicando las rígidas conductas que dominan tus días y ocupan tus pensamientos, la anorexia te separa de tu ser interno. Ya no tienes la capacidad de soñar porque tu único sueño es ser más delgada. Ya no sabes cómo jugar y reír, porque bajar de peso es asunto serio. Ya no sabes quién eres en tu interior, porque toda tu atención se concentra en las normas externas de la belleza y el éxito.

Para recuperarse de un trastorno de la alimentación es esencial saber quién eres *en tu interior.* Esto significa dedicar tiempo a averiguar cuáles son tus pensamientos, sentimientos, creencias, alegrías, penas y todo lo demás que conforma tu vida interna. Puedes hacerlo de muchas maneras, algunas de las cuales te las sugerimos en este capítulo, y otras que tú puedes desarrollar por tu cuenta.

Poco a poco, conforme logres conocerte, sabrás que en ti hay mucho más que tu talla o el tamaño de tu cuerpo. Descubrirás que dentro de tu corazón se encuentra una persona amorosa, creativa, sabia, fuerte y bella que espera ser descubierta. Hay también más detrás de tu trastorno que el miedo a la gordura: tu historia familiar, tu ambiente social y cultural, y la variedad de tus experiencias personales. Pero la anorexia te impide llegar a conocerlo al preocuparte por las reglas, rituales y normas externos. Descubrirás que la verdadera valoración sólo puede encontrarse al mirar hacia adentro. La fuerza para vencer esta enfermedad está en tu interior. Tómate el tiempo para descubrir quién eres *en realidad*. Recuerda que todas las relaciones requieren tiempo y nutrimento para desarrollarse y que la relación que tienes contigo misma no es diferente.

Escribe tu historia

Escribe la historia de tu vida, haciendo hincapié en los sucesos que rodearon el momento en que por primera vez te sentiste cohibida por tu cuerpo. Explora después en detalle qué significaron para ti esos acontecimientos y cómo te hicieron sentir. Tal vez este ejercicio te tome días, aun meses, conforme te conoces mejor en el transcurso de tu recuperación. Puedes trazar una línea cronológica que marque los acontecimientos importantes. Dibuja un árbol genealógico. Descubre los problemas individuales y busca cuáles son los métodos. ¿Puedes encontrar tu tipo de cuerpo? ¿Hay otros miembros de tu familia que tengan problemas con la alimentación y con el peso, u otros trastornos relacionados como depresión, alcoholismo o aislamiento social? Examina detalladamente cualquier cosa que venga a tu mente para que logres conocerte y comprender en qué manera la anorexia te ha ayudado a enfrentar los problemas.

Ahora sé que no soy una mala persona. En realidad, soy amable, compasiva, inteligente, divertida y muy generosa. Algunas veces también alardeo ¡y eso es bueno!

Me di cuenta de que mi problema con la alimentación era el gran "ocultador" de lo que en verdad pasaba en mi vida; no sabía si podría lograrlo... quiero decir, ¿quién iba a ser... quién era?

Escribe un diario

Escribir un diario es posiblemente la herramienta de recuperación de mayor uso. Puesto que es sólo para ti, tu diario es un lugar sagrado y seguro donde expresar todos tus pensamientos y sentimientos, sin temor a ser expuesta. Escribir de manera consistente tu verdad en un diario puede ser el proceso más poderoso de toda tu recuperación. Por eso te recomendamos que escribas en él al menos una vez al día.

Ya que empieces a "hablar" abierta y honestamente contigo misma, desearás hacerlo con regularidad. Cuando te sientas ansiosa, sola, asustada o agobiada, recuerda que tu diario es un amigo de confianza a quien puedes recurrir. Es también un lugar perfecto en el cual saborear momentos y triunfos dichosos y examinar acontecimientos pasados que han influido en la manera en que ahora te tratas. Mantén tu diario cerca de ti para que siempre tengas a un "amigo" a tu alcance.

Usa tu diario para explorar los problemas. Una buena pregunta es: *¿hacia qué te estás recuperando?* Algo tendrá que ocupar el lugar de la anorexia cuando ésta desaparezca. ¿Qué será? Es mucho más fácil saber lo que *no* quieres que forme parte de tu vida, pero debes considerar lo que *sí* quieres; por ejemplo: una capacidad saludable para salir adelante, relaciones nutritivas, un amable respeto por ti misma, etc. Haz una lista, sabiendo que será sólo para ti. Luego, ponla frente a ti y ruega que lo que hay en ella cristalice. Repite este proceso durante toda tu recuperación, pues tus metas cambiarán a medida que crezcas. Pedir lo que deseas no sólo te ayudará a dirigirte hacia tu futuro, sino que te ayudará a liberarte del pasado.

Las siguientes son otras tareas que te sugerimos.

TEMAS PARA LA EXPLORACIÓN POR ESCRITO

- Escribe una frase sobre cada una de las cosas buenas en tu vida (de cinco a diez cosas).

- Describe uno de los momentos más felices de tu vida. Intenta recordar por qué te sentiste tan bien acerca de ti misma en ese momento. Conserva esos buenos sentimientos durante el resto del día.

- Haz una lista de diez personas a quienes admires (cinco a quienes conozcas personalmente y cinco a quienes conozcas por ser personajes de la sociedad o de la historia). ¿Qué atributos tienen que tú admiras? Haz una relación de ellos. ¿Cuáles admiras en ti misma?

- Escoge a un miembro de tu familia y escribe en profundidad acerca de tus impresiones sobre ellos, así como de tu relación con ellos. Describe algunas experiencias dramáticas que hayan vivido juntos. ¿Por qué fueron tan relevantes esos sucesos y cómo te hicieron sentir? Escoge a otro familiar para otra ocasión y escribe sobre su relación.

- Haz una lista de entre cinco y diez mitos y entre cinco y diez reglas que desees cambiar. Un mito puede ser algo como: "Las personas delgadas son más felices", y una regla puede ser: "Si como postre, tengo que hacer cien sentadillas".

- Haz listas de metas a corto y a largo plazo. Elimina cualquiera que tenga que ver con perder peso, quemar calorías, etcétera.

- ¿Qué puedes hacer para llegar a amarte más?

Los siguientes son temas que te sugerimos explorar, tomados del libro *Anorexia Nervosa: The Wish to Change* (Anorexia nerviosa: el deseo de cambiar) (Crisp 1996).

MÁS TEMAS

- El significado de mi figura para mí

- El uso de la evasión por parte de mi familia para manejar el conflicto

- Mi uso de la evasión para manejar el conflicto

- Mi relación con la autoridad

- Mi sentido del ser, social y sexual

- Mis impulsos y la manera en que los manejo

- Mi profesión presente o futura; por qué la escogí

Practica en tu diario nuevas maneras de pensamiento. Al escribir descubrirás nuevas maneras de salir adelante. Reafirma pensamientos saludables y escribe incluso cosas que aún no te conste que sean ciertas. Reafirmar estas cosas con regularidad te ayudará a saber su verdad. Las siguientes son buenas reafirmaciones y tú puedes desarrollar las propias.

REAFIRMACIONES

- ¡Puedo comer sin miedo!
- Todos los días, en todas las maneras, voy mejorando y mejorando.
- Mi peso no tiene nada que ver con mi valor.
- Yo merezco cosas buenas.
- Confío en el universo.
- Estoy agradecida por mi vida.
- La gente se interesa en mí.
- Tengo buen corazón.
- Mi cuerpo me cuida bien.
- Me doy permiso de sentir.
- Necesito escuchar a mi corazón y respetar mi proceso.
- Yo soy amor.

Escribo en mi diario todos los días sin falta. Eso me ayuda a conservar el contacto conmigo y con mis sentimientos. Sé por experiencia que cuando me siento desconectado de mí mismo, es probable que me meta en problemas.

Adoro mi diario. En él puedo escribir lo que no puedo decir. A veces comparto lo que escribo con mi terapeuta y usamos este material como un punto de arranque para las sesiones.

Identifica tus metas

La vida no queda pendiente cuando tomas la decisión de recuperarte; siempre habrá asuntos y problemas que demanden tu tiempo y atención. Programar tiempo cada día para identificar tus metas y planificar estrategias para alcanzarlas es una forma eficaz de asegurarte de que tu recuperación no se pierda o quede pendiente entre el bullicio y la aceleración de la vida cotidiana.

En tu diario o en un cuaderno separado en el que anotes tus metas, identifica al menos una por día, de corto o de largo plazo. Debajo de ella(s), anota estrategias que te ayudarán a resolver cualquier problema o sentimiento difícil que pueda surgir conforme luchas por lograrla(s).

Identifica también los recursos que tal vez puedas usar como sustento. Por ejemplo, si tu meta es terminar todas tus comidas, algunas estrategias pueden ser las reafirmaciones o los ejercicios de respiración que te ayuden a deshacerte de la ansiedad, arreglar muy bien la mesa o decir una plegaria antes de comer. Puedes llamar a una amiga antes de comenzar o pedir que alguien se siente contigo. Cuantas más estrategias tengas, mejor, pues ellas te ayudarán a mantener tu concentración y motivación. Por último, al final del día, programa un tiempo para revisar los resultados. ¿Lograste tu meta? ¿Fueron útiles tus estrategias? ¿Cómo te sientes con respecto a tu meta? ¿Qué otra cosa puedes intentar?

Para llevar un registro de tus metas y estrategias se necesita un pensamiento y trabajo concienzudos. Algunas veces tal vez tengas que presionarte en verdad. Otórgate recompensas por cada éxito. Analiza tus experiencias relacionadas con tus metas con tu terapeuta o con la persona que te apoya para seguir comprometida con este proceso de aprendizaje. Descubrirás que registrar y trabajar con metas concretas es una herramienta valiosa que merece el esfuerzo. Las siguientes son algunas áreas de mejora.

ÁREAS DE MEJORA

- Reafirmarme
- Ser espontánea(o)
- Comunicarme
- Tomar decisiones
- Comer con otras personas
- Expresar mis sentimientos
- Sentirme a cargo de mí misma
- Divertirme
- Darme gusto
- Amar a otras personas
- Tener autoestima
- Ser dueña de mi sexualidad
- Socializar

- Pensar en otras personas
- Confiar en otras personas

Tener una meta distinta cada día me recordaba que estaba trabajando en mi recuperación paso por paso. Sabía que no tenía que hacer todo al mismo tiempo.

Creo que es importante no considerar tus metas como éxitos o fracasos. Si consigues una meta un día, felicítate; de otra manera, sencillamente sigue trabajando en ella. El objetivo no es que te derrotes, sino que avances.

Una de mis metas era comer un alimento "prohibido" cada día sin sentir culpa. Fue una de las cosas más difíciles que tuve que hacer.

Desafía influencias culturales

Si bien en la recuperación deben explorarse muchos problemas personales, también existen factores culturales que contribuyen a tu trastorno de la alimentación.

El primero, y quizá el más obvio, es el hecho de que vivimos en una cultura que reverencia la delgadez. Esto no es ninguna novedad para nadie, en especial para quienes padecen anorexia. Un cuerpo delgado es equiparado con la salud, la felicidad, el éxito, la inteligencia, la sexualidad y un número incontable de otros elementos positivos. Los medios están saturados de imágenes de modelos delgadas que transmiten este mensaje.

Cada año, las industrias de las dietas, la moda y la belleza gastan cantidades incomensurables de dinero para convencer a las mujeres, y a un número creciente de hombres, de ser diferentes de lo que son por naturaleza... y particularmente, de ser delgados. Esta obsesión nos ha hecho pensar que nuestra apariencia es más importante que lo que pensamos, hacemos o sentimos, y que la delgadez es un medio para acceder al éxito y el poder. Esto ha creado un terreno fértil para los trastornos de la alimentación.

La obsesión con la delgadez se ve agravada por nuestro odio hacia la gordura, la cual se equipara falsamente con la enfermedad, la estupidez, el fracaso, la falta de voluntad y otros factores negativos. De nuevo, los medios crean estereotipos de la gente gorda en estas maneras. Aunque hemos logrado tener una actitud más aceptante con respecto a otras personas, sea cual sea su raza, religión o género, el prejuicio relativo al peso se ha difundido ampliamente y se acepta en forma general. En vista de esa terrible discriminación, no es de sorprender que tantas mujeres hagan dietas o que las más radicales entre ellas —las anoréxicas— le tengan más temor a subir de peso que a ninguna otra cosa. Pero, ¿quién desea vivir la vida lleno de odio y temor? Las restricciones de la delgadez forzada no valen el esfuerzo.

Asimismo, pese a que se ha avanzado en el área de los derechos de la mujer, la nuestra es una cultura principalmente dominada por el hombre.

Por lo regular las mujeres reciben un sueldo menor que los varones, rara vez llegan a ocupar las posiciones políticas o empresariales más altas, son sujetas a acoso y violencia e inevitablemente se les considera objetos sexuales. Incluso si rompen con las barreras de la igualdad, continúan sintiendo la presión de poner a otros en primer lugar, de no ser demasiado dependientes y de conseguir agradar a los hombres. Un trastorno de la alimentación puede ser una manera de manejar el miedo y la falta de satisfacción derivados de ser devaluada y tratada como un objeto sexual o como un ciudadano de segunda clase.

Aun más, nuestra cultura en su conjunto encarna características masculinas como la competitividad, la independencia y la agresión. Esto hace que muchas mujeres, que por naturaleza son más nutrientes, interdependientes y cooperativas, se sientan desvalorizadas y fuera de lugar. Un trastorno de la alimentación puede ser una forma de evitar la confusión de lo que significa ser una mujer en un ambiente tan orientado al hombre. Los hombres que padecen anorexia —bien sean heterosexuales u homosexuales— suelen ser más sensibles que el hombre "promedio" y ellos también utilizan su trastorno para aislarse de una sociedad tan hostil.

Como escribiera Kim Chernin en su libro que ya se ha convertido en un clásico, *The Obsession: Reflections on the Tiranny of Slenderness* (La obsesión: reflexiones sobre la tiranía de la delgadez):

> Una mujer obsesionada con el tamaño de su cuerpo, que desea reducir y hacer insignificantes sus senos y muslos y caderas y vientre, puede estar expresando el hecho de que se siente incómoda por ser mujer en esta cultura.

Por desgracia, aunque la sociedad evoluciona lentamente, no podemos forzar el cambio social. Pese a las décadas de activismo, las integrantes del movimiento feminista y los educadores en el campo de la aceptación de la talla corporal y de los trastornos de la alimentación han avanzado muy poco en el camino hacia la terminación de nuestras irracionales normas de belleza y nuestros limitados roles de género. No obstante, en forma individual podemos optar por sacudirnos la opresión cultural. En efecto, tu recuperación te exige que lo hagas.

NUEVE MANERAS DE DESAFIAR LAS INFLUENCIAS CULTURALES

- Hacer dieta es una forma de opresión; ¡no te sometas a dieta!

- Observa cómo la televisión nos hace formarnos estereotipos de las personas de acuerdo con su peso, y no sintonices ese tipo de programas.

- Arranca y deshazte de las fotografías de mujeres flacas en las revistas. ¿Cuántas imágenes de mujeres quedan?

- Escribe cartas a los anunciantes y fabricantes que promueven los valores de la delgadez. Diles cómo han contribuido a tu anorexia.

- Respeta a la gente sin dar importancia a su talla.

- Toma la energía que gastas en tu obsesión por la alimentación y el peso, y canalízala en una dirección más productiva.

- No toleres comentarios negativos de otras personas respecto al peso.

- Participa o apoya financieramente a organizaciones que fomenten la aceptación de la talla corporal o la prevención de trastornos de la alimentación.

- Rechaza tu miedo a la gordura.

Las revistas y los programas de televisión te hacen pensar que tienes que ser delgada. Si no lo eres tanto, eres inaceptable. Yo ya no compro revistas.

Las mujeres (¡y los hombres!) tienen que desafiar a las instituciones que les impiden conocer su verdadero valor. ¡No deberíamos competir, deberíamos apoyarnos!

Ten compasión

La mayoría de las anoréxicas recuperadas concuerdan en que llegar a tener compasión por sí mismas fue lo que permitió que su recuperación se iniciara, avanzara y finalmente perdurara. Aprender a amarnos y a interesarnos en nosotras mismas es un proceso bien pensado que requiere que te hagas y respondas muchas preguntas dolorosas, y al mismo tiempo pone en jaque tus percepciones de ti misma y del mundo a tu alrededor. Sin embargo, caminar en forma resuelta por este gratificante sendero de la introspección te conducirá del odio a ti misma hacia la autoaceptación y, por fin, al amor por tu persona.

Aprender a tratarte con compasión no es una tarea sencilla. Es particularmente difícil si has sido tratada con rudeza o si has pensado mal de ti misma la mayor parte de tu vida. Tal vez no creas que mereces ser tratada bien por nadie... en especial por ti. ¡Tal vez ni siquiera sientas que tienes derecho a ser feliz! Éstas son creencias que no resulta fácil vencer, pero que *debes* vencer para poder curarte.

Ser compasiva contigo misma puede significar cosas diferentes en ocasiones diferentes. Puede significar permitirte llorar o forzarte a incorporarte y avanzar a pesar del dolor. Puede significar fijar límites suaves pero firmes o permitirte más libertad. Puede significar asumir riesgos.

Ahora bien, ser compasiva siempre significa aceptarte incondicionalmente. La anorexia fue lo mejor que podías hacer para sobrevivir; pero ahora, con una nueva comprensión y una nueva determinación, eres capaz de hacerlo mucho mejor. Puedes tratarte con respeto y amor, reafirmando que tú te mereces todos los pasos positivos que des.

En ocasiones quizá pienses que no estás logrando todo lo que te gustaría, pero aprender a cuidar de ti misma es un proceso con sus propios altibajos. No te descorazones. Una vez que hayas sentido compasión por ti, nunca podrás perderla permanentemente. Durante toda tu recuperación, acuérdate de aceptar dónde te encuentras. Confía en que al permitir que tu recuperación asuma su propia y singular forma, estás interesándote en ti en una nueva manera.

Un ejercicio para practicar la compasión es cerrar los ojos e imaginar cómo "se ve" el cuidado de ti misma. ¿Cómo empiezas y terminas tu día? Sé descriptiva y usa detalles. Siente que experimentas todo un día lleno de pensamientos, palabras y acciones compasivos. Disfruta esta experiencia. Cuando realmente puedas ver el amor como se manifiesta en las experiencias cotidianas, expresarás los resultados consecuentes de paz y alegría.

Ahora, intenta algo un poco más activo. Consigue fotografías de ti cuando eras niña. Tan gráficamente como puedas, imagina que pasas un día con esta niña. ¿A dónde la llevas? ¿A un día de campo? ¿A la heladería para saborear un sorbete de limón? Dedica algo de tiempo, tal vez todos los días durante una semana, a una fotografía diferente. Acabarás por reconocer que la niña de esas fotografías en realidad eres tú misma... merecedora de todo tipo de cosas buenas.

Cuando empecé a sentir realmente amor por mí, descubrí que tenía un sabor agridulce. Me alegraba comenzar a apreciarme como un ser valioso y merecedor de amor. Pero también sentía dolor. Es asombroso cuánto duelen las viejas injusticias y heridas cuando por fin llegas a amarte. Mi compasión por mí misma es lo que me asegura que podré sobrellevarlo.

Amarme a mí mismo fue, en definitiva, la clave de mi recuperación. Es verdad, no puedes herir a alguien o algo a quien amas.

Cambia de manera de pensar

Las personas con trastornos de la alimentación están atadas a sistemas de pensamiento y creencias negativos. Como el agua que fluye hacia abajo por una montaña, sus pensamientos siguen las mismas líneas día tras día y se absorben profundamente. En tu recuperación de la anorexia, debes estar consciente de estos sistemas de pensamiento y luchar por cambiarlos porque perpetuan tu enfermedad.

Sin embargo, primero es necesario que empieces a comer en forma saludable, porque tu cerebro no funciona adecuadamente si estás malnutrida. Los niveles reducidos de serotonina debidos a la anorexia pueden ocasionar síntomas obsesivos, ansiedad, periodos de desánimo, inhibición y mareo. Estos problemas pueden afectar seriamente todo tu proceso de pensamiento. Pero al comenzar a permitir que tu cuerpo se cure, tendrás una mente más clara y serás más capaz de hacer cambios en la manera en que piensas.

El paso siguiente es adquirir conciencia de tus pensamientos. Quizá esto parezca absurdo pero, ¿has *pensado* alguna vez en lo que *piensas?* Si pudieras dar un paso atrás y *mirar* tus pensamientos, como un observador objetivo, quizá descubrirías que estás reproduciendo "grabaciones" destructivas una y otra vez. Esta charla interna continúa constantemente y gira de un tema a otro, afectando todo lo que haces y sientes. Por tal razón, una tarea importante en el proceso de recuperación es descifrar con claridad esas "grabaciones" internas para poder transformarlas de una fuerza negativa a una fuerza positiva para el cambio. Dicho con sencillez, para llegar al amor por ti misma, debes primero reconocer el odio por ti misma.

Los siguientes son algunos ejemplos de los sistemas de pensamiento negativo:

- **Considerar que todo es blanco o negro**

La alimentación se convierte en algo bueno o malo; subir de peso equivale a obesidad. *Siempre* te miras al espejo de cuerpo entero, pero *nunca* caminas cuando puedes correr, etcétera.

- **Exagerar los aspectos negativos**

Filtrar los aspectos positivos y dejar pasar sólo los negativos. Los problemas menores son considerados como catástrofes y los comentarios se salen de proporción. Si ves un aumento en la báscula, tu día queda arruinado. Si alguien no está de acuerdo con una opinión tuya, piensas que te odia.

- **Tomar todo de manera personal**

Pensar que el mundo gira a tu alrededor. Si ves una imagen en una revista, la comparas contigo, para ver si tú eres más delgada. Te sientes culpable por cosas que a menudo no tienen nada que ver contigo. Tal vez sientas que la gente te está juzgando o que el mundo está en tu contra. Las relaciones algunas veces son unilaterales, porque la gente te trata con suma delicadeza, temerosa de cómo puedas reaccionar.

- **Los "debe"**

Tener reglas rígidas acerca de cómo deben actuar tú y los demás. Esto puede llevarte a hacerte demandas irrazonables, como: "No debo expresar mi enojo" o: "Sólo debo comer varitas de zanahoria a la hora del almuerzo". Los "debo" te hacen pensar que tú controlas cosas que muy bien pueden estar fuera de tu control.

En una cierta manera, estas grabaciones definen tu existencia. Lo que *piensas* se convierte en tu realidad. Lo que piensas también se manifiesta en tu vida; es el puente entre tú y el mundo exterior. Así que si piensas que eres una mala persona, tal vez pienses que no mereces comer, o no desees hacerlo. O bien, si piensas que si te enojas te vas a meter en problemas, tal vez sometas a tu enojo a una huelga de hambre. Por otra parte, si piensas que puedes recuperarte de tu anorexia y plantas firmemente esa idea en cada minuto en que estés despierta o dormida, comenzarás a sentirte mejor. *Lo que piensas tiene el poder de cambiar tu vida.*

Ahora bien, cambiar de manera de pensar no es tan fácil como parece. Decir algo nuevo y creer en realidad que es cierto son dos cosas diferentes. Pero el simple acto de sustituir los pensamientos negativos por positivos puede afectarte a un nivel mucho más profundo, así que es importante que hagas un esfuerzo. Primero, aprende a adquirir conciencia de las "grabaciones" que reproduces en tu cabeza. ¿Cómo suena la charla contigo misma? ¿En verdad quieres decirte perezosa, fea, falta de valor? ¿No sería mejor afirmar que eres valiosa, merecedora, hermosa y una de las creaciones perfectas de Dios?

CAMBIA DE MANERA DE PENSAR

- En vez de dejar que tus pensamientos funcionen en automático, reconoce y detén los negativos.

- Practica una charla diferente y más positiva contigo misma hablando y escribiendo.

- Cuestiona tus creencias. Cuando descubras que las antiguas no se aplican a tu vida presente, crea nuevas.

- Conversa con otras personas acerca de lo que creen.

- Mantén la apertura a la crítica constructiva.

- Redirige o reconsidera las declaraciones negativas. Dí en voz alta: "Soy una gran persona", aunque no lo creas en un cien por ciento.

- Sobre todo, tómate un tiempo para, con tranquilidad, dejar descansar tu mente e ir "más allá" de la charla. Cuando aquietes tu mente, podrás escuchar con más facilidad la voz de tu corazón.

Ejercicio de autoaceptación

Toma un día completo para aceptar todo acerca de ti misma. Tal vez esto te parezca ridículo, pero hazlo de todas maneras. Se trata sólo de un día. Por ejemplo, después de tu baño matinal, al secarte y vestirte, mírate al espejo por un minuto. Si una voz te señala tus puntos negativos, dile que se aleje, que éste es un *día de autoaceptación*. Si, más tarde, descubres que te nombras con palabras como "estúpida, fea, mala", detén el pensamiento y reemplázalo con: "Soy brillante, buena y bella". Repite manifestaciones afirmativas, tanto por escrito como verbales: así reescribirás tu guión interno. Siente la energía de las palabras conforme éstas penetran en tu biología celular... estás cambiando tus pensamientos de manera profunda.

Todas mis creencias eran sumamente rígidas. Una de las cosas más difíciles que tuve que hacer en mi proceso de recuperación fue bajar el ritmo, dar un paso atrás y estar consciente de mis pensamientos para poder cambiarlos.

Siente tus sentimientos

Todos tenemos sentimientos y necesitamos maneras de enfrentarlos cuando se vuelven agobiantes o dolorosos. La anorexia nos las proporciona al cambiar nuestra atención de los sentimientos a una obsesión con la alimentación, el peso y el cuerpo.

Sin embargo, manejar los sentimientos no es una habilidad con la que se nazca; debemos aprenderla. Quizá tú provengas de una familia que no se siente cómoda con los sentimientos o que te ha transmitido el mensaje de que éstos son malos. Acaso pienses que no son importantes o que tienen el potencial de despojarte del control. Si éste es tu caso, es posible que no seas siquiera capaz de identificar cuáles *son* los diferentes sentimientos, mucho menos de expresarlos en una forma saludable.

Esta confusión respecto de los sentimientos se aplica también a tu relación con la alimentación. Así como eres capaz de negar tus sentimientos, así también lo eres de negar tu hambre física. Por tal razón, identificar y sentir tus emociones te ayudará con los problemas de la alimentación. Tus experiencias internas, tus hambres, son todas importantes. Son reales. Merecen ser expresadas y atendidas. Al aceptar que los sentimientos y las necesidades son parte de nuestra experiencia humana y al aprender a expresarlos en un entorno seguro y confiable, puedes lentamente dejarlos salir de su escondite. Ya no necesitarás la anorexia para mantenerlos a distancia.

Un poderoso ejercicio que te recomendamos practicar es regresar y recordar los momentos emocionales difíciles previos al inicio de tu anorexia. Usando tu diario, asígnate bloques de no más de 15 minutos por cada recuerdo. Describe el acontecimiento en detalle y cuando hayas terminado, subraya con un color diferente los sentimientos que anotaste.

Por ejemplo: "Cuando tenía 14 años y jugaba voleibol, un entrenador me dijo que era demasiado lenta y que debía bajar de peso. En ese entonces pesaba sólo 54 kilogramos, así que esto me *confundió*; nadie me lo había sugerido nunca. También sentí mucha *vergüenza* y tomé la determinación de que no quería ser *humillada* de esa forma de nuevo. ¡Ahora esto me *molesta*! ¡Quién era él para decir que una adolescente saludable y en el proceso de crecimiento necesitaba bajar de peso! También me *entristece* darme cuenta de toda la diversión que me perdí, de todas las ocasiones despreocupadas en que se supone que los chicos son chicos".

Trabaja arduamente para extraer los sentimientos de este acontecimiento. Si lo deseas, dibuja imágenes para ilustrarlo o habla con otras personas que estuvieron ahí para obtener sus impresiones. Otorga a tus sentimientos la validación y la atención que nunca recibieron de ti o de alguien más. Considera después en qué manera el trastorno de la alimentación te ayudó a manejar estos sentimientos. Bríndate la compasión y la comprensión que no tuviste en el momento, cuando eras más joven y estabas menos preparada para manejar estas situaciones penosas. Ahora, piensa en cómo deseas expresar tus sentimientos en el presente: ¿evitándolos mediante la anorexia? ¿O enfrentándolos directamente y procesándolos en una manera saludable?

Trae tu recuerdo y tus nuevas percepciones a la siguiente sesión de terapia. Si no estás trabajando con un terapeuta, arriésgate a compartirlos con un amigo cercano o con un familiar a quien le tengas confianza. Si tuviste la suerte suficiente de crecer con padres y/o hermanos que te den sustento, encontrarás que compartir estos recuerdos puede llevar a una transformación significativa. Aparte de los aspectos físicos cruciales de la recuperación, aprender a reconocer y manejar tus sentimientos de manera apropiada es tal vez la lección más importante que aprenderás.

Una vez que identifiqué exactamente cuáles son mis sentimientos en realidad, tuve que aprender a aceptarlos. Creo que una buena parte del proceso es estar dispuesto a hacerlo. Tuve que decirme a menudo que fuera paciente y recordarme que liberarme de mis sentimientos tempestuosos era la única manera de mejorar.

Sé amable con tu dolor

En algún punto de tu recuperación, al reconocer los sentimientos más profundos ocultos tras tu anorexia, es posible que sientas un dolor que te destroza el alma. En momentos como éstos, no siempre es posible reír o jugar en la playa para poder resistir. Eso está bien. Sé amable contigo misma. Acepta tu dolor, pues tiene significado y puede ser la clave para tu recuperación.

En el pasado, es posible que hayas enfrentado el dolor hiriéndote a ti misma, lo cual te alivió de alguna manera de tu agonía. Pero te estamos pidiendo que intentes algo nuevo. En vez de someterte a la inanición, de comer glotonamente para luego vomitar, de purgarte o de practicar cualquier otra conducta que te sea nociva, prométete que te tratarás con ternura. Prométete que aceptarás incondicionalmente dónde estás en tu proceso. Y, lo que es más importante, no te bloquees cuando sientas un dolor tan grande en tu interior.

Deja que tus sentimientos fluyan y procura estar presente, para *ti*.

Ser amable tal vez sea algo que, por instinto, haces por otras personas cuando sienten dolor o necesitan consuelo. Pero, en lo que se refiere a ti, es posible que no tengas idea en absoluto de dónde o cómo empezar.

A continuación te presentamos algunas sugerencias. Recuerda que el dolor es una parte inevitable de la vida y del amor en este mundo. Para curarte necesitarás tiempo. El dolor también es válido y tiene un propósito. Tú tienes derecho a tus sentimientos. Acéptalos todos, incluso los difíciles. Ellos hacen de ti un ser completo.

ALGUNAS IDEAS PARA SER AMABLE CON EL DOLOR

- Llora, llora y llora un poco más. Ahora que tus lágrimas ya no están bloqueadas por el dique de la anorexia, quedas en libertad de dejarlas fluir.

- Acaricia y hazte acompañar por un osito de peluche o una mascota.

- Llama a alguien que sepas que será amable contigo.

- Sal a caminar. Procura estar presente ante la belleza de la naturaleza.

- Compra o elabora una tarjeta para animarte. Enmárcala y cuélgala.

- Escucha música.

- Cómprate flores frescas.

- Haz arte: cualquier cosa que tenga significado para ti.

- Escribe un poema que describa tus sentimientos.

Cuando siento mucho dolor, salgo al jardín y cuido mis plantas. Esto me hace sentirme conectada con la naturaleza y siempre me ayuda.

Necesitaba saber que había razones legítimas para sentirme tan mal, y que había otras maneras de sentirme mejor además de someterme a la inanición. Ahora escribo cartas, tejo y saco a mi perro a dar largas caminatas.

Trabaja con tu imagen corporal

La obsesión de nuestra cultura con la apariencia ha causado que la mayoría de la gente desconfíe de sus cuerpos y no sienta agrado por ellos. Se supone que las mujeres deben ser esbeltas y juveniles y los hombres, delgados y musculosos. Incluso los atletas no están contentos con sus cuerpos. Aunque en años recientes se ha visto la introducción de modelos de tallas mayores, el mensaje de que la delgadez es mejor se comunica con claridad y fuerza a través de las industrias de las dietas y la moda, los productos para mejorar la condición física y hacer ejercicio, las imágenes de los medios y la publicidad. Equivocadamente equiparamos el trabajo con nuestro cuerpo con el buen carácter. Esforzarse por tener un "cuerpo perfecto" es la norma cultural.

Por desgracia, no hay tal cosa como un "cuerpo perfecto". Los estándares cambian, las modas cambian, incluso las teorías sobre los riesgos que para la salud implica ser obesa(o) están cambiando. Aun más, intentar tener un cuerpo diferente del que heredamos es una empresa costosa y algunas veces peligrosa. Nuestros cuerpos desean mantener el peso que la naturaleza nos dio. La verdad es que los cuerpos vienen en todas las formas y tamaños, son únicos debido a nuestros genes, nuestro punto de equilibrio, nuestro entorno y edad.

Hacer dieta no funciona. La inmensa mayoría de las personas a quienes le desagrada su cuerpo se someten a dieta, fracasan y se sienten mal consigo mismas. Otras adquieren un trastorno de la alimentación pensando que han encontrado la solución para el problema de las dietas. Los pocos afortunados se dan cuenta de que sus cuerpos están bien como están y se ríen de las presiones ejercidas para adelgazar.

Los anoréxicos "tienen éxito" en bajar de peso cuando casi todos los demás fracasan. Sus cuerpos se convierten en un símbolo de su fuerza, su disciplina y su capacidad de lograr algo que pocos pueden conseguir. Pero tampoco logran tener nunca un cuerpo "perfecto", porque la delgadez nunca es suficiente. Y conforme bajan y bajan de peso, pierden la capacidad cognoscitiva de juzgarse con precisión. Lo que pudo haber empezado como una simple dieta se convirtió en adicción, en la cual la dosis es ser más delgada(o). Aun más, la delgadez no conlleva todas las recompensas anunciadas. Pregúntate: ¿estar delgada te ha traído las relaciones amorosas, los trabajos satisfactorios y los éxitos significativos que esperabas?

Uno de los desafíos más difíciles de la recuperación es amar tu cuerpo con cualquier peso que tenga. Observar que los kilogramos regresan y preguntarse si la báscula alguna vez se detendrá es aterrador.

Pero recuerda que tu cuerpo tiene un rango de peso que *desea* mantener: tu punto de equilibrio. Éste es el peso más saludable para ti y es determinado por tus genes. Confía en que tu cuerpo cuidará de este proceso tan natural y que hay un rango saludable de peso para ti.

A la par de alcanzar tu punto de equilibrio se encuentra tu compromiso con el desafío de las influencias culturales que desencadenaron tus problemas en primer lugar. ¡Tienes que ser una revolucionaria! La presión por ser delgada(o) daña a todos. Los gordos son discriminados, las personas de talla mediana piensan que necesitan ser de talla chica y las de talla chica tienen miedo a subir de peso. Todos están controlando su cuerpo, cuando lo que deberían hacer es confiar en él. Reafirma tu derecho a amar tu cuerpo sin importar cuál sea su talla y forma. ¡Comunica ese mensaje a otros! Nadie es un mejor embajador de la aceptación de la talla corporal que alguien que se ha recuperado de un trastorno de la alimentación.

SUGERENCIAS PARA MEJORAR LA IMAGEN CORPORAL

- Contéstale a tu crítico corporal. Repite manifestaciones propias, como: "Mi belleza es única, mi cuerpo es un regalo".

- Observa que el cuerpo de todos es diferente y deja de compararte. Ni las modelos ultradelgadas ni las demasiado pesadas deberán ser juzgadas por su cuerpo. Y tú tampoco.

- Camina y habla con dignidad, dejando que el lenguaje de tu cuerpo refleje su floreciente orgullo. Ten una mayor presencia en el mundo; ¡tú mereces ocupar un espacio!

- Agradece a tu cuerpo todas las cosas buenas que hace por ti. Mímalo con masajes, baños de agua caliente, esencias, ejercicio saludable, etcétera.

- Aprende a conocer mejor tu cuerpo: viste ropa que te acomode; aprecia tu sexualidad.

- Acepta los cumplidos con gracia, sabiendo que la belleza exterior refleja la belleza interior.

- Deja de mirarte tan a menudo al espejo para juzgar partes específicas de tu cuerpo. Contempla la totalidad.

- Deshazte de tu báscula.

- Lee libros de autoayuda sobre cómo mejorar tu imagen corporal.

- Prueba técnicas de visualización e imaginación guiada.

- Practica el baile, la yoga, experimenta con diferentes formas de movimiento (que no sean un ejercicio vigoroso).

Ejercicio de visualización

Cierra los ojos en algún sitio tranquilo y cómodo. Después de algunas respiraciones para fines de limpieza, imagina que eres una bebé. Ve cuán redonda eres al gatear o estirarte para ponerte de pie. Escucha a los adultos decir: "Qué niña más linda". Siente felicidad al saber que están hablando de ti. La gordura en un bebé es aceptable, porque es natural que todos los niños la tengan. Después, imagínate como una preadolescente que apenas empieza a madurar. En esta época tu cuerpo requiere crecer y también necesita un poco más de grasa. Ahora, contémplate avanzando hacia la edad adulta. Tu cuerpo no es el mismo. Por fin, imagínate a los 90 años de edad. ¿Cómo te verías? Los cuerpos cambian. Relájate. Siéntete a gusto con la idea. Aprecia lo que la naturaleza te dio.

Al contemplar fotografías de mí misma cuando sufría anorexia, me veo tan delgada que no puedo creer que pensara que estaba gorda. Ahora sé que no estaba pensando con claridad y que era excesivamente dura conmigo.

Estuve deprimida hasta que me di cuenta de que estar delgada no había cambiado mi vida en absoluto. De hecho, ésta mejoró mucho cuando tuve un peso más saludable.

Relajación

Si bien nuestra cultura promueve la ética del trabajo arduo y recompensa a la gente por ser productiva, estar demasiado ocupado puede tener serias consecuencias negativas. Así sucede con quienes sufren de anorexia, cuyas mentes están siempre obsesionadas y cuyos cuerpos se ven empujados a los límites de la resistencia.

Además de imprimir una tremenda tensión al cuerpo, la actividad constante es una manera de evitar los problemas o asuntos que necesitan atención. En efecto, mantenerse ocupado puede convertirse en adicción si nos distrae de las emociones o recuerdos dolorosos. Muchos anoréxicos dicen que sienten que *tienen* que mantenerse ocupados pues de lo contrario serán avasallados por sus sentimientos.

La consecuencia más negativa de la excesiva actividad es que te desconecta de tu ser interior y engañosamente te hace pensar que tu valor personal depende de lo que logras. Entonces te conviertes en un "hacer humano" en vez de un "ser humano". Tu vida, que es una sobrecarga constante, carece de significado porque no reduces el ritmo lo suficiente como para sentirte conectada con ella.

Descansar y relajarte tal vez parezca fácil, pero puede ser bastante difícil. Aun si estás sentada tranquilamente, tu mente puede estarse moviendo a una velocidad capaz de desnucarte.

Temores, preocupaciones y sentimientos de dolor pueden surgir y causar un tremendo torbellino interno. Por tal razón, experimenta con ejercicios para tranquilizar tu mente y a la vez relajar tu cuerpo. Y procura tener tu diario cerca para que te acompañe y para anotar en él tus percepciones y tus análisis.

Practica tus técnicas de relajación con regularidad, comenzando con unos minutos al día. Recuerda que tú te mereces esta valiosa práctica y que los beneficios seguirán creciendo con el tiempo. Acalla la voz de tu mente que te dice que deberías estar haciendo algo más y dirige tu estado de alerta hacia el interior. Libérate de la actividad frenética; tu cuerpo podrá usar su energía para curarse y para reducir la tensión y el estrés. Podrás escuchar mejor la voz de tu corazón.

Existen muchos libros sobre relajación; te sugerimos que busques en tu biblioteca y librería preferidas. Las siguientes son algunas maneras de relajarte que te recomendamos.

TÉCNICAS DE RELAJACIÓN

- Meditar
- Crear oportunidades de reír
- Caminar
- Hacer ejercicios de respiración
- Practicar yoga o t'ai chi
- Hacer ejercicios de estiramiento
- Rezar
- Escuchar música suave

- Recibir un masaje

- Sentarse tranquilamente a la luz de las velas

- Tomar un baño

- Tomar una siesta

- Sentarse en un lugar hermoso o sagrado

Ejercicio de relajación

Dedica al menos de 15 a 20 minutos a este ejercicio. Siéntate o acuéstate cómodamente en un sitio tranquilo. Cierra los ojos suavemente y recuerda que eres una buena persona que merece mucho amor y respeto. En silencio, cuenta hasta seis mientras inhalas, de nuevo cuenta hasta seis mientras sostienes la respiración y una vez más al exhalar. Repite esto tres veces para tranquilizarte y enfocar tu mente. Después, con cada respiración, repite: "Yo soy". (Puedes sustituir esta frase con otras palabras, plegarias o con un mantra; lo que es útil es mantener la repetición). Intenta no ocuparte con tus pensamientos; más bien, permíteles que pasen por tu mente y vuelve a enfocarte en tu repetición. Si tienes algún problema o duda en alguna parte de tu mente, toma nota y después vuelve a la repetición. Esto requiere práctica y habrá ocasiones en que tu mente se rehúse a reducir el ritmo, pero finalmente podrás disfrutar de un estadio de relajación profunda.

Cuando empecé a comer, sentía pánico; entonces me acostaba, seguía mi respiración y me orientaba a pensar en cosas buenas. Hacerlo me tranquilizaba.

Al principio, meditaba dos veces al día durante 20 minutos antes del desayuno y de la cena. Esto me facilitaba comer porque estaba más en contacto con mi "yo" interno que deseaba mejorar.

Refuerza tus límites

Al igual que la línea invisible entre dos países, tu límite es una frontera que te separa de los demás. Te ayuda a definirte como una persona con sentimientos, opiniones, experiencias y valores únicos. Las fronteras físicas te permiten controlar el tipo y la cantidad de contacto que deseas entablar con otras personas, si deseas o no ser acariciada o cuán cerca vas a estar de tu interlocutor durante una conversación. Las fronteras emocionales te protegen de tus sentimientos, como cuando escoges limitar tu contacto con alguien que dice cosas hirientes o impulsivas.

Los límites fuertes te mantienen a salvo al establecer lineamientos apropiados para tus relaciones con la gente o con las situaciones. Te ayudan a elegir qué dejar entrar a tu experiencia y qué dejar afuera. Son una señal de que sabes quién eres y cómo deseas que te traten. Los límites fuertes reafirman que eres una persona que merece ser protegida... que importas.

Por otro lado, los límites débiles son una señal de que tú *no* piensas que mereces ser protegida... que *no* importas. Hay muchas razones por las que puedes sentirte de esta forma. Acaso tus sentimientos hayan sido constantemente invalidados o ignorados. Puedes haber resistido un abuso emocional o físico o haber sido tratada con una falta general de respeto. Es posible que otras personas hayan asumido el control sobre tus decisiones, haciéndote sentir impotente y poco importante. Sea cual sea la razón, los límites débiles significan que no tienes un fuerte sentido de ti misma como un ente separado de otras personas; es más factible que tú hagas lo que les plazca, y no que ellos hagan lo que te plazca a ti.

Bajo estas circunstancias, la anorexia sirve como una forma de límite. Reafirma tu derecho a vivir tu vida en tu propia manera y fuerza a los demás a reconocerte como una persona independiente y separada. Un cuerpo esquelético es un mensaje poderoso de que tú estás a cargo y estás bien protegida. Es un muro impenetrable que mantiene afuera a los demás, proporcionando un refugio que nadie puede eliminar. No obstante, los límites que estableciste con la anorexia no son satisfactorios porque se basan en tus sentimientos de impotencia y poca importancia. Un objetivo de la recuperación es reforzar tus límites saludables. Esto resulta más factible al reconocer tu propio valor y usar tu voz. Utiliza "mensajes en primera persona del singular" y que manifiesten con claridad lo que la otra persona está haciendo, cómo te hace sentir eso y qué te gustaría que fuera diferente. Por ejemplo: "Cuando me dices que sabes lo que es mejor para mí, me siento estúpida. Me gustaría escuchar lo que yo creo que es mejor para mí".

Trátate con amor y respeto y de esa manera demostrarás a otras personas cómo deseas que te traten. Recuerda que tienes derecho a tus sentimientos y deseos. Tienes derecho a estar segura. Eres una persona valiosa, importante, con dones singulares para dar. Tú importas.

Aprender a decir "no" fue difícil para mí porque no quería desilusionar a nadie. Siempre pensaba en la otra persona y no en mí misma. Ahora sé que si digo "sí" cuando no es eso lo que quiero decir, después me siento muy mal conmigo.

Cultiva relaciones saludables

La anorexia suele emanar de relaciones malas. El abuso, el acoso, los sentimientos de invisibilidad o impotencia, una falta de amor o apoyo emocional son todas razones legítimas por las que una persona puede desear distanciarse a través de un trastorno de la alimentación. La anorexia parece ser una relación segura y sencilla que ocupa el lugar de las relaciones complicadas y confusas de la vida real. Sin embargo, por desgracia no puede ofrecer ninguno de los sentimientos de unión, autenticidad, respeto y alegría propios de una relación saludable.

Has gastado tanta energía en tu relación con la anorexia que tal vez hayas olvidado en qué manera funciona, de hecho, una relación con una persona. Acaso pienses que los demás esperan que tú seas independiente, autosuficiente, con pocas necesidades o problemas, y eso es lo que has logrado al convertirte en una anoréxica. Pero el reto de la recuperación no es que seas independiente de la gente, sino que mantengas tu independencia y *al mismo tiempo mantengas relaciones con los demás*. Conservar un sentido de ti misma y al mismo tiempo sostener relaciones es muy diferente de no ser parte de una relación en absoluto.

Conforme empieces a conocerte, permite que otros sepan quién eres. Aprende a compartir tu verdadero ser: tus sentimientos, tus esperanzas, tus temores y tus sueños. Conversa de otras cosas que no sean tu anorexia y los temores relacionados con ella. Analiza diversos temas. De esta manera desarrollarás una red de amigos, familiares y profesionales que recorran tu camino contigo.

Redescubrir la amistad y la intimidad sin tu enfermedad exige valor y práctica. Compartir tu ser interior con otros puede ser difícil si en el pasado has sido herida o si tienes miedo de lo que otras personas puedan pensar de ti si se enteran de la seriedad de tu problema. La siguiente es otra área de recuperación en la cual puedes empaparte de compasión. A medida que vayas conociéndote y agradándote de manera gradual, tendrás más confianza para compartir. Lo importante es que te has comprometido a vivir libre de la anorexia, a disfrutar de una vida plena de relaciones honestas y auténticas. Y lo lograrás. Lo lograrás.

La recuperación no es un proceso que ocurra de un día para otro. Las personas cercanas, incluso aquellas que más te aman, pueden impacientarse y hacer comentarios que te hagan sentirte avergonzada o apenada.

Tal vez te sientas culpable por no curarte tan rápido como quisieran. Sin embargo, tu proceso de curación es tuyo y tú tienes derecho a terminarlo como te parezca apropiado, a tu manera propia y singular, sin importar lo que les parezca a los demás.

Pon en práctica estas aparentemente sencillas ideas para iniciar tu camino hacia nuevas relaciones:

PARA HACER NUEVAS RELACIONES

- Sé honesta todo el tiempo.

- Escribe una carta o un mensaje por correo electrónico a una amiga.

- Ofrécete como voluntaria en una casa de retiro para ancianos; "adopta" a uno de los residentes.

- Cuida a algún niño o juega con una mascota; los niños y los animales aman incondicionalmente.

- Haz una "representación de papeles" de conversaciones con un terapeuta o en la privacidad de tu habitación con una silla vacía.

- Toma una clase.

- Únete a un club o una organización.

- Ve al parque y observa a la gente. Imagina que haces amigos. La mayoría de las personas son tímidas, así que, ¿por qué no tomas la iniciativa y dices "hola" antes?

Ten en mente que la anorexia es una compañía egoísta que te aísla y mantiene a distancia a los demás. Entabla amistad con otras personas e invítalas a formar parte de tu vida para reemplazar la anorexia. Déjalas entrar para que te apoyen, te conozcan y celebren contigo.

Tú mereces vínculos que reafirmen la vida y relaciones saludables.

Cuando por fin empecé a salir de mi caparazón anoréxico después de doce años, ¡descubrí que soy una persona que ama a otras personas! Ahora tengo varias amigas íntimas y me siento afortunada.

Después de unos meses de trabajo de recuperación, mi relación con mis padres empezó a mejorar. Ahora, estamos más cerca que nunca.

Propósitos espirituales

Las personas con anorexia han dejado de crecer, no sólo en el aspecto físico y emocional, sino también espiritual. Suelen carecer de un sentido de significado en su vida y se sienten desconectadas de los demás. Pese a haber logrado algo que pocos pueden conseguir —una baja significativa de peso—, las invaden la negatividad y una opinión baja en general de sí mismas. Muchas sienten que no merecen la comida, lo cual es un símbolo de su aislamiento de la vida misma.

Una poderosa herramienta para transformar estos sentimientos es lo que llamamos "propósitos espirituales" o reconocer el espíritu que habita en nuestro interior y en el interior de todos, aparte de nuestras mentes y cuerpos.

Para la mayoría de las personas, esto también quiere decir conectarse con un sentido espiritual superior, al cual se le llama de muchas maneras: Dios, Poder Supremo, el Ser, el inconsciente colectivo, etcétera. De hecho, muchos anoréxicos y bulímicos recuperados han dicho que su recuperación fue inspirada por un atisbo de este espíritu interno que los instaba a mejorar.

La verdad es que cada uno de nosotros tiene una fuente de amor en su interior. La experiencia de esta luz interna puede aportarnos sentimientos de conexión con nuestro ser espiritual y con otras personas y darnos guía y fortaleza para realizar cambios. Mirar hacia nuestro interior puede ponernos en contacto con nuestra capacidad de compasión, creatividad, sentido del humor y amabilidad. Puede llevarnos a apreciar nuestro cuerpo como el vehículo para nuestro autodescubrimiento. A fin de cuentas, reconocer nuestro propio valor intrínseco puede transformar nuestras vidas para siempre.

Intentar describir esta fuente interna a alguien que tal vez no crea en que tal cosa exista es como describir un helado con jarabe de chocolate a una persona que no come. Su existencia debe experimentarse, no sólo creerse en un nivel intelectual.

Experimenta con diversas actividades para ayudarte a tener más conciencia espiritual, por ejemplo: meditación, oración, lecturas espirituales, visualización, yoga, prestar atención a tu respiración y ejercicios de relajación. Tranquiliza tu mente y acalla la charla interna negativa. Escucha la voz de tu corazón sin dirigir tus pensamientos. Dedica tiempo a buscar esta fuente interna y al hacerlo, reafirma que tú eres importante y que tu vida interior tiene valor.

Conforme aumente la conciencia de tu amor interior, también empezarás a experimentar al mundo como un reflejo de ese amor. Reconocerás esta grandeza en otras personas, aun si ellas mismas no están conscientes de su existencia. Verás que todas tienen problemas en la vida, igual que tú, y podrás tratarlas a ellas y a ti misma con compasión. Descubrirás otras actividades que te harán sentir igualmente animada, como el trabajo voluntario, la jardinería, el arte, la música, la escritura de inspiración, el contacto con la naturaleza y, en el caso de alguien que se encuentre en recuperación de un trastorno de la alimentación, incluso cocinar. Recuerda que, así como tu cuerpo anhela ser alimentado, tu espíritu también.

La espiritualidad es un tema común en la literatura de autoayuda, en particular de autores que han vencido problemas con la alimentación.

Las siguientes son algunas experiencias compartidas.

Para curarte de tu trastorno de la alimentación, es necesario que integres tu ser interno o espiritual a tu vida cotidiana... El proceso de curación existe en tu interior, pero también se extiende más allá de ti porque es parte de una fuerza benevolente mayor. En consecuencia, no necesitas hacer que la curación se dé en tus propias maneras limitadas. Más bien, necesitas desarrollar las condiciones adecuadas para que pueda desenvolverse en tu vida. La curación sucede por sí misma cuando tú te abres a ella.

Viola Fodor, *Desperately Seeking Help* (En busca desesperada de ayuda)

Curarse requiere que estemos dispuestas a renunciar... a la ilusión de que cuando estemos delgadas seremos felices... Avanzando inexorablemente hacia el interior, al centro de nuestro Ser, podremos descubrir una vida verdaderamente rica y satisfactoria.

Jane E. Latmer, *Beyond the Food Game* (Más allá del juego de la alimentación)

Puedes obtener el mejor aprovechamiento de cualquier empresa estando alerta a la fuerza divina en tu vida... Yo te recomiendo firmemente que incluyas a Dios de una forma más completa en tus batallas con el peso.

Laura Rose, *Life Isn't Weighed on the Bathroom Scale* (La vida no se pesa en la báscula del baño)

Algunos usan la religión como el punto de arranque para desarrollar la autoestima: si Dios te creó y te ama sean cuales sean tus debilidades y errores, entonces siempre eres merecedora y valiosa en una forma absoluta e incondicional. Sin embargo, no tienes

que creer en Dios para desarrollar una autoaceptación incondicional... Puedes elegir la autoaceptación incondicional en vez de toda la medición, comparación y crítica que te han enseñado a practicar.

Susan Kano, *Making Peace with Food* (Haciendo las paces con la comida)

Cuando practicamos el amor, nos conectamos con nuestro ser real. Este amor atraviesa las capas de nuestro ser falso que llevamos para protegernos y aclara que estamos en nuestra esencia, sin fallas, sino divinas.

Lindsey Hall y Leigh Cohn, *Self-Esteem Tools for Recovery* (Herramientas de autoestima para la recuperación)

Soltar el control

El control es un tema complicado cuando se habla de la anorexia, porque es algo parecido a una paradoja. ¿Sientes que tienes el control de la alimentación y del peso, o que la anorexia nerviosa te controla a ti?

Algunas anoréxicas controlan rígidamente su consumo de alimentos porque son incapaces de controlar otras áreas de su vida, como dejar su casa o un divorcio en la familia. Pero ninguna situación ha mejorado nunca por dejar de comer. Igualmente, si bajar de peso en una cultura que glorifica la delgadez puede brindarnos sentimientos de aptitud y orgullo, esos sentimientos se basan en la baja autoestima y la inseguridad subyacentes. Por último, si bien logramos un cierto sentido de seguridad al hacer las cosas en una forma predecible, por ejemplo, comiendo exactamente en la misma forma cada comida o pesándote a la misma hora cada día, estas conductas rígidas son una prisión.

Y la paradoja es: aunque para el observador externo puede parecer que tú tienes el control extremo, de hecho, tu padecimiento te está controlando a ti. No tienes opción: crees que, para sentirte bien contigo misma, tienes que seguir bajando de peso. Has dejado que la anorexia tome las decisiones por ti.

El perfeccionismo es una forma de control que tiene los mismos efectos. Ser el mejor o ser perfecto en algo, ya sea la pérdida de peso o tener una casa perfectamente limpia, brinda sentimientos de logro, valor y éxito. También puede ser una manera de evitar otros problemas.

No obstante, el perfeccionismo es a la vez un propósito peligroso y una pesada carga. Si eres perfeccionista, lo que hagas en el presente nunca será lo suficientemente bueno porque pensarás que lo podrás hacer mejor en el futuro. Tus errores se magnifican. Constantemente compites contigo y con otras personas. Siempre en busca de normas externas, te juzgas sin piedad por no cumplir con ellas. Siempre hay un grado mejor, un desempeño mejor, u otro medio kilogramo por bajar. La búsqueda de la perfección no tiene fin ni recompensa.

Para recuperarte de la anorexia, tienes que soltar el control. Reconocer que, para ti o para cualquiera, éste es una ilusión. El control real, o un sentido *real* de poder personal, proviene de escuchar y ser guiada por la voz de tu corazón. Hacer todo perfecto no necesariamente te hará más feliz, más saludable o una mejor persona. Asume riesgos. Otórgate el permiso para cometer errores y, en la misma medida, sentirás más compasión por los demás. Confía en la sabiduría natural de tu cuerpo. Susan Kano, anoréxica recuperada, escribió en el libro *Full Lives* (Vidas completas) un ensayo llamado "Leap of Faith" (Un acto de fe):

A la decisión de comer espontáneamente yo la llamo un "acto de fe" porque la sabiduría del cuerpo no es algo que uno pueda tocar, ver o cuantificar. Yo tuve que tener fe en que mi cuerpo regularía mi apetito y mi peso, pero no había garantías de que funcionaría así... Por consiguiente, empecé a comer espontáneamente con muchas y profundas dudas, ansiedades y temores y necesité un acto de fe para continuar a pesar de esos sentimientos... En esto consiste el acto de fe: en reconocer la diferencia entre las cosas que deberías controlar con tu intelecto *versus* las cosas que será mejor dejar a la sabiduría de tu cuerpo. Cedes el control de tu apetito y tu peso a una parte diferente de ti misma y de esta manera sacas fuerza y sustento de un sitio interno.

La Oración de la Serenidad, la cual se recita en Comedores Compulsivos y en otras reuniones de programas de los doce pasos puede tener un profundo significado para ti: "Dios, dame la serenidad para aceptar las cosas que no puedo cambiar; el valor para cambiar las cosas que sí puedo, y la sabiduría para saber la diferencia". Piensa en ello. Sí tienes una alternativa.

Siempre pensé que tenía que hacer todo exactamente como lo hacía. Llegar a relajarme más acerca de mi perfeccionismo fue difícil pero liberador.

Sentía temor de que si empezaba a comer no podría detenerme. Pensaba que mi apetito era tan enorme que tenía que controlarlo.

Descubrí que no era verdad. Ahora como con normalidad y dejo de hacerlo cuando me siento satisfecha.

Exprésate

Los anoréxicos tienen dificultad para expresar sus sentimientos y necesidades. Con la misma rigidez con la que niegan el hambre física al dejar de comer, se niegan a reconocer también sus anhelos emocionales. Ocultar los sentimientos y necesidades es más seguro que revelarlos.

Algunos anoréxicos temen que si empiezan a expresarse, dejarán sueltos sentimientos que según ellos son inaceptables o peligrosos, como el enojo o la desilusión. Se resisten a entablar relaciones por miedo al rechazo, o para evitar el conflicto o la confrontación. Las mujeres, en especial, son tímidas en lo que respecta a sus necesidades, como si fuera poco propio de una dama ser asertiva, expresiva, pertinaz, sexual o tener grandes apetitos de cualquier tipo.

Muchos anoréxicos temen la recuperación porque (tal vez de manera inconsciente) piensan que si permiten que su peso y sus conductas se normalicen, perderán sus medios de expresión. Se preguntan quién se interesará en ellos, cómo se satisfarán sus necesidades, cómo se les escuchará, si merecen recibir apoyo. Seguir con todo como está es más fácil y menos atemorizante.

Sin embargo, no tienes por qué dejar que la anorexia hable en tu representación. Puedes aprender a decir todo lo que ella actualmente comunica por ti, en formas más saludables. Encontrar y usar tu voz significa que estás cuidando de ti misma. Ser asertiva es difícil cuando estás cuestionando tu propio valor, pero tu recuperación depende de ello. Si te sientes incómoda al decir: "Necesito", intenta decir, más bien: "Mi corazón necesita que yo..." o: "Mi corazón me está diciendo que hable de...".

Asimismo, si te cuesta trabajo decir las palabras, considera otros medios de expresarte como el arte o la música, el baile o escribir poesía. Si tienes algo difícil que decirle a alguien, escríbelo primero en una carta, dándote la opción de enviarla o no.

Recuerda que eres una persona singular con necesidades, capacidades y cosas singulares que ofrecer. Exprésate y haz que te escuchen.

Tuve que averiguar exactamente qué necesitaba y pedirlo. Parece sencillo, pero pienso que decir las palabras en voz alta es una de las cosas más difíciles que he hecho.

Soy una persona tímida por naturaleza, así que hablar era una tarea penosa. Sentía: "¿Quién soy yo para pedir nada?" En alguna etapa del camino empecé a entender que no estaba siendo demandante en absoluto, tan sólo honesta.

Concéntrate en la recuperación

En este capítulo te hemos dado muchas ideas en las cuales pensar, así como sugerencias de actividades para ayudarte en tu recuperación de la anorexia.

Pero las ideas y las sugerencias no son suficientes.

En cierto momento tendrás que ponerlas en práctica. Pensar en la recuperación es muy diferente que experimentarla.

Por este motivo, es importante que fijes un programa para incorporar a tu vida cotidiana actividades de recuperación. Hablamos ya de los beneficios de escribir un diario. ¿Por qué no programar tiempo cada día o cada dos días específicamente para ello? Hicimos hincapié en tomar tiempo para relajarse, para tener pensamientos más positivos e intentar nuevas cosas. ¿Por qué no programar una meditación de alguna clase cada mañana, repetir una afirmación cada día o explorar una nueva actividad una vez a la semana?

Tomando en consideración el punto en que te encuentres en tu proceso de recuperación y los tipos de cosas que disfrutes más, establece un programa de actividades. La idea no es cuánto hagas, sino que te concentres en la recuperación de alguna forma cada día. Usa un calendario si crees que te ayudará a mantenerte en el camino correcto. Dedicando tiempo a las experiencias positivas y enriquecedoras y llegando a conocer quién eres aparte de la anorexia, experimentarás momentos de bienestar y claridad. Estos momentos se acumularán para ayudarte a vivir una vida más sana y feliz.

CAPÍTULO 6

Alimentación saludable y peso saludable

Además de procurar resolver los problemas subyacentes a tu trastorno de la alimentación, también tienes que trabajar en los asuntos más prácticos de comer y llegar a un peso objetivo saludable. Ésta es una tarea extremadamente ardua que en ocasiones te exigirá que hagas cosas que preferirías no hacer. Deberás resistir la incomodidad física y el miedo y mantener tu concentración en la meta de tu salud y tu bienestar generales, incluso cuando sientas deseos de darte por vencida. También exigirá que te desprendas de la única cosa que te ha identificado durante tanto tiempo: tu excesiva delgadez.

Tal vez pienses que tus temores relacionados con la alimentación y con el comer se disiparán por sí solos una vez que se hayan resuelto los conflictos subyacentes, pero eso rara vez sucede. Tal vez te hayan dicho que tu trastorno de la alimentación no se trata precisamente de la comida y que, por lo tanto, no deberías orientarte a los problemas alimentarios. Pero a diario te enfrentas con temores referentes a la alimentación y el peso y necesitas elaborar un plan para manejarlos.

Sin duda habrá ocasiones en las que será extremadamente difícil elegir qué comer, pero hay cosas que puedes hacer para superarlas con éxito. Plantéate que hay un peso saludable para ti al cual deseas llegar. Ponte en contacto con la parte tuya que reconoce la importancia de comer; nadie más puede hacer esto por ti. Usa las técnicas que analizamos en el capítulo anterior, como escribir un diario, practicar la relajación y hablar con otras personas para facilitar el proceso. Haz una lista de los pros y los contras de subir de peso para convencerte de que vas por el camino adecuado. Haz cualquier cosa que funcione para ti.

Punto de equilibrio y metabolismo

Es muy importante que comprendas el concepto de "punto de equilibrio": significa que el cuerpo de cada uno de nosotros tiene un rango particular de peso que lucha por mantener, el cual se determina principalmente por factores como la herencia, la edad, la salud y el nivel de actividad. En otras palabras, nuestros cuerpos *quieren* tener un cierto peso —el que la naturaleza nos otorgó— porque es el más eficiente y saludable para nuestro cuerpo particular. Cuando se come poco, nuestro metabolismo baja su velocidad para beneficiarse de cada una de esas calorías. Cuando se come mucho, acelera para digerirla por completo. De esta manera, nuestro cuerpo funciona con naturalidad para mantenernos en un peso más sano.

Es posible que tu metabolismo sea considerablemente más lento de lo normal porque has estado restringiendo tu consumo de alimentos por mucho tiempo. En esencia, el cuerpo ha interpretado esto como "inanición" y ha bajado su ritmo para conservar la energía que tiene almacenada. Cuando empieces a comer con mayor normalidad, tu metabolismo se acelerará y te permitirá comer sin subir más del peso que es el adecuado para tu cuerpo.

Piensa en un rango de peso de entre dos y medio y cinco kilos que pienses que sea un objetivo factible de lograr. Busca pistas en tu familia. Pide a tu nutriólogo o dietista que te dé un estimado de lo que sería un objetivo apropiado de peso basado en tu edad, altura, complexión y género. Prepárate mentalmente para regresar a una talla "generalmente saludable" y visualiza cómo te verías. Afirma que recuperar tu peso corporal es una prioridad para tu recuperación y que estás dispuesta a hacer lo que se necesite para ello. Tu cuerpo es una maravilla eficaz e inteligente; confía en él trabajando para alcanzar tu punto de equilibrio.

Comer saludablemente: dónde empezar

Reaprender a comer de manera natural es sumamente atemorizante para alguien que está acostumbrado a comer sólo en cantidades prescritas. Tal vez no estés familiarizada con las señales del hambre y de la saciedad, las cuales regulan qué y cuánto comer. Confiar en tus instintos puede dar como resultado que continúes comiendo menos de lo que tu cuerpo necesita o comer sólo alimentos que consideras "seguros".

Planeación de las comidas

Por esta razón, te sugerimos que busques ayuda profesional de un nutriólogo o dietista experto en anorexia y su tratamiento. Tomando en consideración tus preferencias en cuanto a alimentos y tu estilo de vida, este profesional puede ayudarte a elaborar un plan alimenticio balanceado que te resulte cómodo. Puede asegurarse de que obtengas todos los nutrientes esenciales que tu cuerpo requiere, y al mismo tiempo graduar tu recuperación de peso para reducir al mínimo tu pánico. Puede también apoyarte en el aspecto emocional cuando enfrentes el miedo a comer que todos los anoréxicos encaran durante la normalización de sus hábitos al respecto.

Si no cuentas con ayuda profesional, elabora tu propio plan alimenticio. Escríbelo. Incluye qué alimentos vas a comer, en qué proporción y a qué hora. Esto te ayudará a comer incluso cuando no tengas ganas de hacerlo... lo cual tal vez se relacione más con tus percepciones y temores que con las necesidades reales de tu cuerpo.

Empieza con alimentos que te parezcan seguros y después introduce lentamente nuevos alimentos conforme vayas adquiriendo confianza. Haz un esfuerzo por apegarte a este plan y vuelve a él aun si te desvías una comida.

Tiempo de las comidas

La mayoría de los expertos recomiendan comer tres veces al día, balanceando las proteínas, los carbohidratos y la grasa en cada una de ellas, así como dos o tres bocadillos entre comidas. Sin embargo, quizá tú te sientas más cómoda con seis pequeñas comidas o comiendo cada dos horas.

Debido al retraso en el vaciado gástrico, un efecto colateral de la anorexia que causa sentimientos de saciedad, la mayoría de las personas encuentran que toleran más hacer comidas pequeñas durante todo el día. No es malo comer a intervalos fijos hasta que puedas reconocer y responder a los mensajes internos de tu cuerpo.

Tamaño de la porción

Uno de los desafíos por enfrentar es ser capaz de comer porciones "normales", las cuales puedes averiguar en un buen libro de nutrición o en las etiquetas del empaque de los alimentos. Es útil saber, por ejemplo, que de 85 a 115 gramos de alimento equivalen a una porción y que media taza de frijoles equivale a una porción, lo mismo que el arroz cocido y el queso *cottage*. Aprender el tamaño de las porciones te ayuda a sentirte en control, asegurándote de que no estás comiendo demasiado. Algunos anoréxicos en recuperación no pueden tolerar comer incluso porciones normales al principio. Pese a que el consumo diario de calorías tal vez sea bajo al inicio, la realimentación puede empezar con tamaños más pequeños, por ejemplo, con porciones del tamaño de un cubo de hielo, de ser necesario, ingeridas cada dos o tres horas, en vez de hacerlo con comidas completas.

¿Qué comer?

Ciertamente, un indicador de una recuperación real es la capacidad de comer una amplia variedad de alimentos en porciones normales sin sentir un estrés indebido. Pero por lo general ésta es una meta que se alcanza después de muchos sufrimientos y de un largo periodo, años algunas veces.

Si te has restringido en forma grave, considera empezar con una variedad de alimentos de fácil digestión, como claras de huevo, arroz integral o peras frescas. Dependiendo de cómo responda tu cuerpo, podrás ir ampliándolos. Otros alimentos blandos factibles de introducirse lentamente son el pescado, el pavo, el pollo y las frutas y vegetales en jugo o puré. Reacostumbrar el cuerpo a la comida es casi como empezar una dieta con alimentos de bebé.

También, en las primeras etapas, algunos expertos recomiendan aumentar la cantidad de proteína de alta calidad consumida, como: pescado, aves, huevos, legumbres, lácteos y productos de soya. La proteína adicional provocará un rápido aumento de energía y no ocasionará un incremento importante de peso debido a la retención de agua. Esto te hará sentirte segura y te dará más confianza en tu cuerpo. Puesto que el proceso de digestión de la proteína es más lento, tal vez te sientas llena mucho después de comer, lo cual te dará la oportunidad de reconocer el hambre cuando ésta regrese. Un complemento de vitaminas y minerales te ayudará a asegurarte de tener una nutrición adecuada.

En un momento dado, podrás empezar a comer más alimentos de los que ahora consideras "seguros". Sigue tu propio ritmo para que el temor no te lleve de nuevo a las conductas restrictivas. La restauración del peso es un equilibrio delicado entre el aumento de las cantidades o frecuencia de tus comidas y el desafío a asumir riesgos.

Identifica tus metas en esta área y lucha por lograrlas. Puedes probar un nuevo alimento cada semana, o prometerte un delicioso postre cada día, semana o mes. Confía en tu equipo de apoyo para que te reafirme; por ejemplo, puedes tener un "compañero de comidas" que te acompañe en esos momentos.

Situaciones especiales

Comer en restaurantes, en fiestas o reuniones es un detonante particular de la ansiedad en los anoréxicos.

Los menús suelen ser elaborados y las reuniones se centran en la comida. Además, los restaurantes acostumbran servir porciones demasiado grandes para muchos de nosotros. Por consiguiente, es importante que no sólo sepas cuál es la apariencia de una porción sana, sino que reconozcas cuándo puedes necesitar utilizar una técnica de relajación para ayudarte a sobrellevar una fiesta o una comida fuera de casa.

Si te sirven más comida de la que deseas, separa las porciones adecuadas y, antes o después de terminar de comer, pon el resto de lo que te sirvieron en un recipiente para llevarlo a casa. Otra opción es ordenar del menú de aperitivos o compartir tu comida con una amiga. Si te invitan a cenar y te sirven algo que te hace sentir incómoda, no te dejes invadir por el pánico. Respira profundamente e intenta relajarte. De ser necesario, explica en forma breve a tu anfitrión(a) que estás siguiendo un plan dietético para ayudarte a vencer un trastorno de la alimentación. El hecho de que sencillamente no puedas comer lo que te sirvan no significa que tengas una recaída. Come lo que puedas y si no es suficiente, come más cuando llegues a casa.

Cualquier miedo o reacción que surja es aceptable. No esperes que de la noche a la mañana puedas asistir a fiestas sin sentir estrés. Recuerda que tú eliges detener las conductas autodestructivas de la anorexia para poder disfrutar una vida más feliz y sana. Parte de esto implica acostumbrarte de nuevo al aspecto social de la comida. Plantearte retos haciendo y aceptando invitaciones a salir es una tarea de recuperación que te ayudará a deshacerte de la anorexia.

Para eliminar el miedo a comer

Enfrentar el miedo a comer es parte importante de la recuperación de un trastorno de la alimentación, pero en realidad, hacerlo dista mucho de ser fácil. La mayoría de los anoréxicos tienen una lista limitada de lo que se permiten comer. Ampliar esa lista es un desafío que todo anoréxico en recuperación debe enfrentar; es parte del proceso.

En muchos casos, el miedo a comer se perpetúa por creencias falsas acerca de la alimentación y del peso. Por ejemplo, la idea de que consumir azúcar en cualquier forma provoca que uno suba de peso no es cierta.

También es falsa la creencia de que comer sólo frutas y verduras es una dieta vegetariana saludable. Si bien estas distorsiones pueden ayudar a conservar una sensación de seguridad y de identidad, impiden la recuperación y deben ser cuestionadas.

Algunas anoréxicas en recuperación dicen que se sienten más capaces de comer un alimento anteriormente prohibido si lo intercambian por uno de sus alimentos "seguros". Otras descubren que comprar y consumir comidas de una sola porción, con el contenido calórico claramente señalado, les permite comer con menos temor. Otras han podido empezar a comer porque sus seres queridos querían que lo hicieran y finalmente llegaron a hacerlo porque *ellas* querían. Cualquiera que sea el sistema que uses, la meta es aumentar la variedad y la cantidad de comida que consumas, con una creciente confianza.

Un método para desensibilizarte de tu miedo a ciertos alimentos es comenzar a escoger un alimento prohibido que te gustaría comer. Y después, "simplemente hacerlo". Cómelo y concéntrate en su textura y su sabor. Te invadirán sentimientos preocupantes, pero sé persistente y aléjalos. De manera consciente, redirige tu atención a disfrutar el sabor. Cuando termines, programa un cronómetro para un espacio de 10 minutos y permítete pensar en todos los "remedios" a los que solías recurrir por comer un alimento prohibido (inanición, ejercicio, etc.), ¡pero no los uses! Pasados los 10 minutos, cuando el cronómetro dé la alarma, dí en voz alta y con firmeza: "¡Sólo es comida! ¿A quién le importa? ¡Merezco comer sin miedo!" Luego oblígate a hacer alguna otra cosa. Puedes escribir en tu diario, llamar a un amigo o ir a caminar a un parque. Cuando la preocupación por ese alimento en particular vuelva a invadirte, como inevitablemente lo hará, redirige tus pensamientos a la nueva tarea que tienes pendiente y asegúrate a ti misma, tranquila y llanamente, que estás bien. Recuerda que todos los alimentos están bien si se consumen con moderación y que una porción normal de cualquiera de ellos no te hará obesa.

También es útil que te preguntes: "¿Mi preocupación por este alimento en especial llena un espacio para evitar algún otro tipo de pensamiento o sentimiento?" Quizá puedas señalar una circunstancia o una serie de sentimientos que te estén inquietando. Sea éste el caso o no, hacerte esta pregunta y explorarla como posibilidad impide tus métodos negativos de pensamiento acerca del alimento que acabas de comer... y ésa es una de tus metas.

Sé paciente contigo. Se necesita tiempo para cambiar las conductas y reacciones a largo plazo. Pero es posible y tú puedes lograrlo.

Complicaciones físicas

Restaurar el peso corporal llega a provocar una agobiante ansiedad en alguien que sufre un trastorno de la alimentación, pero aprender la manera en que tu cuerpo cambiará te será útil.

Armada con algunos datos biológicos básicos, con la disposición a hacer preguntas y el compromiso de apoyarte con una charla interior regular, el proceso de curación de tu cuerpo será menos misterioso y atemorizante.

Por ejemplo, la hidropesía, o retención de líquidos, es un padecimiento que ocurre cuando se deja de recurrir a la restricción, al vómito, a los laxantes o al abuso en los diuréticos.

El cuerpo retiene agua, lo que hace que tu peso suba. Ésta es una consecuencia bastante natural de la realimentación en sus etapas iniciales. Además, la proteína del cuerpo es destruida por la inanición. Al restaurar tu peso al nivel de no inanición se crean nuevas proteínas a través de un proceso llamado síntesis de tejido, el cual puede causar un aumento de peso. Tu médico podrá explicarte que estas dos enfermedades son temporales y consecuencia del regreso de tu cuerpo a un estado normal y equilibrado.

Otro efecto colateral de la inanición es la lentitud en el vaciado gástrico, lo cual significa que los alimentos tardan en salir de tu estómago. Se necesita tiempo para que el cuerpo se ajuste de nuevo a un consumo normal de alimentos. Durante los primeros meses de la recuperación, tal vez te sientas hinchada incluso después de comer una pequeña cantidad. Otra posibilidad es que experimentes una alergia o intolerancia a los lácteos o el gluten, lo cual también contribuye a la hinchazón. Consulta a tu médico.

Al aproximarte a tu objetivo en peso, puedes sentirte tentada a volver a tu régimen de ejercicio, o a aumentarlo, no sólo para purgar las calorías no deseadas, sino para aliviar tu ansiedad. Intenta no hacerlo. Considera estabilizarte por un tiempo en un peso intermedio y después continúa tus esfuerzos. La única manera de recuperarte es a través de este proceso, así que síguelo sin importar cuánto tiempo te tome. Sé paciente; tu anorexia no se desarrolló de un día para otro y sus efectos no desaparecerán instantáneamente. Recuérdate con amabilidad que estás "restaurando" el peso que tu cuerpo necesita para que te sientas sana y fuerte.

Conflictos emocionales

Subyacente a tu incapacidad de comer hay conflictos emocionales difíciles, los cuales sin duda saldrán a la superficie conforme tu cuerpo empiece a cambiar. Si la anorexia te ha proporcionado una sensación de protección, subir de peso parecerá amenazar tu seguridad. Si has utilizado tu anorexia para que ella hable por ti, tal vez sientas que te han acallado.

Si ser delgada te ha dado una sensación de logro y de capacidad, tal vez tengas temor de que nunca serás igualmente capaz en nada más. Quizá incluso descubras que no te sientes merecedora de la comida o de disfrutar una vida feliz.

Si bien estos conflictos son extremadamente dolorosos, de hecho te orientan a la recuperación. Aquello que te impide comer, sea lo que sea, es exactamente lo que necesitas explorar. Si requieres protección, prueba tomar clases de asertividad, de manejo del estrés o de defensa personal. Como medio de expresión, utiliza tu voz, el arte o el hábito de escribir. Trabaja en ser capaz en algo que no sea la inanición.

Tuve un gran problema con la retención de líquidos. Se me hinchó todo el cuerpo. Pero mi médico y mi nutriólogo se portaron muy bien y me aseguraron que este síntoma desaparecería pronto. Me animaron a participar en actividades que me hicieran pensar en otra cosa. Me fue muy difícil lograrlo, pero ahora me siento feliz por ello.

Me forcé a asumir riesgos. Siempre fue importante para mí ser capaz algún día de comer como una persona normal, que no tiene un trastorno alimentario. Quería poder comer cualquier cosa que quisiera, donde quisiera, sin volverme loca ni enloquecer a la gente que estuviera a mi alrededor.

Ver que podía comer algo que me causaba miedo y no engordar de inmediato ni morir por ello me ayudó enormemente.

Todos dicen siempre que no se trata de la alimentación pero, ¿saben? ¡En parte sí se trata de eso! Tal vez no sea la raíz, pero en definitiva es una rama que tenemos que reconocer y encarar si deseamos mejorar.

CAPÍTULO 7

Cómo mantener el compromiso

La recuperación es un largo camino marcado con cerros empinados, valles profundos y una planicie ocasional. Aunque por lo general puedes reconocer el avance cuando miras hacia atrás después de semanas y meses de esfuerzo, el trabajo diario de la recuperación puede ser arduo y desmotivante. Algunas veces parecerá que no estás avanzando en absoluto. Tal vez te invadan sentimientos de ambivalencia, incurras en deslices y retrocesos o en una recaída total. Cuando esto suceda, seguramente te preguntarás cómo recoger tus pedazos y seguir adelante.

Quizá saber que encontrarás esos obstáculos disminuirá su poder sobre ti.

Leer libros como éste te dará una idea de qué esperar a lo largo de tu camino al bienestar. Habla con otras personas que hayan superado trastornos de la alimentación y pregúntales cómo permanecieron motivadas. Anota en tu diario todas las razones por las que tu vida será mejor cuando te recuperes y lee la lista a menudo. Habla con tu terapeuta. Haz todo lo que se te ocurra para recordarte que, sin importar cuán largo y difícil pueda parecerte el camino, no renunciarás.

Ambivalencia

La ambivalencia es un obstáculo particularmente difícil de superar porque te deja sin motivación. Te hace cuestionarte: ¿por qué esforzarte si ni siquiera estás segura de que quieres mejorar? ¿Qué puedes hacer si la recuperación te parece mucho más difícil que seguir donde estás?

Primero que nada, los sentimientos ambivalentes son una parte completamente normal de la recuperación. Como ya dijimos, la anorexia ha estado cuidando de ti en muchas maneras y el prospecto de dejarla ir puede hacerte sentir que vas a la guerra desarmada. Desde luego, tal vez no tengas ganas de avanzar. Pero aunque seguir siendo anoréxica te parezca más familiar y cómodo, la verdad es que ha asumido control de tu vida. Lucha contra tus sentimientos de ambivalencia con valor y determinación y vuelve a tomar el control de tu vida.

En segundo lugar, tus sentimientos en conflicto no tienen que ver con tu capacidad de liberarte. Es posible seguir adelante y dar pasos hacia tu recuperación incluso cuando no lo desees. Continúa, prueba un nuevo alimento aunque la sola idea te aterrorice. Habla de tus sentimientos aunque sientas vergüenza. Al vencer tu miedo y tu resistencia, serás recompensada con una sensación de logro y de orgullo. Estás a cargo de tu anorexia y no a la inversa.

Cuando tu motivación se debilite, recuerda que esto es normal pero no bajes la guardia. Interpreta tu ambivalencia como una señal de que necesitas hacer tiempo para consultar contigo misma. ¿Estás cansada, temerosa, frustrada? Pide a tu equipo de apoyo que te dé ánimo. Pide a tu ser interior la fuerza para perseverar. Tú mereces la batalla.

*Cuando acudí a mi primera cita con mi terapeuta, la mitad de mí
quería mejorar pero la otra mitad no. ¿Cómo podría renunciar a
algo que era una parte tan fundamental de mi vida? ¿Quién sería
yo sin la anorexia? Lentamente empecé a darme cuenta de que
era una persona por quien valía la pena luchar y que sería del
agrado de otras personas aunque no fuera anoréxica.*

*Quiero una nueva vida. Sé que en la recuperación encontraré
muchos momentos de debilidad y lo único que puedo esperar es
tener la fuerza de luchar en esos momentos. Sé, en mi corazón y
en mi espíritu, que quiero darle a este proceso cada gramo de
fuerza que tenga.*

*Si no se te ocurre ninguna razón para recuperarte, recuerda tan
sólo las pequeñas cosas de la vida, como el olor de la hierba recién
cortada, las mariposas, las flores silvestres que crecen a los lados
de los cerros. Estas cosas te están esperando.*

Deslices y retrocesos

Casi todos tienen retrocesos en algún punto de su camino. Aunque es más probable que esto suceda al principio del proceso, en
cualquier momento puede ocurrir un desliz o un retroceso. Lo
importante es no reprenderte por ello. No hay tal cosa como una
recuperación perfecta; sólo hay que dar el mejor esfuerzo en
cualquier momento con la experiencia que tienes. Estás aprendiendo a vivir en una forma completamente nueva y los deslices
y retrocesos pueden ser excelentes maestros.

En vez de reprocharte por no hacer una comida, tómate el tiempo para analizar por qué no pudiste comer. En vez de flagelarte por hacer ejercicio en exceso, intenta entender qué sucedía en ese momento. ¿Puedes identificar los posibles disparadores? ¿Te has inquietado por algo que parece difícil de enfrentar? ¿Necesitabas algo pero no estabas segura de cómo pedirlo? ¿Necesitabas un respiro de tus sentimientos?

Habiendo entendido qué desencadenó tu desliz, piensa en otras cosas que puedes hacer la próxima vez y que no sean autodestructivas. Pide apoyo a alguien. Lee o escribe en tu diario. Sal de tu casa y ve a caminar. Responde en una forma más nutritiva y amorosa.

Los deslices y retrocesos son oportunidades de aprender más acerca de tu anorexia y de lo que ésta representa. Entiende a estos maestros, aprende de ellos y sigue adelante.

Al principio tuve muchos deslices. Al ir avanzando hacia la recuperación, éstos fueron disminuyendo hasta el punto de dejar de existir.

La última vez que caí de nuevo en mis comportamientos anteriores, sentí que estaba en una montaña rusa que no deseaba detenerse. Lo mejor que hice fue acudir a mi grupo de apoyo. Ellos me aseguraron que yo no era una desilusión y me devolvieron al camino correcto.

Debo admitir que, a pesar de la pena y la depresión, hay una suave voz en mi interior que susurra: "¡Levántate y continúa!"

Recaída

La recaída, o el regreso a las costumbres anoréxicas, es algo que le ocurre a algunos. Usualmente el estrés empuja a la persona a volver a antiguos y familiares mecanismos de enfrentamiento de los problemas, a pesar del progreso que ya se ha logrado. Sea cual sea la causa, es importante que te familiarices con las señales de advertencia.

SEÑALES DE ADVERTENCIA DE RECAÍDA

- Aumento en la preocupación respecto a la alimentación y el peso
- Dejar de hacer comidas
- Deseo de aislarse
- Aumento en la concentración en el contenido calórico y de grasa de los alimentos
- Pesarse frecuentemente
- Incapacidad de hablar con honestidad con el equipo de apoyo
- Hacer ejercicio en exceso
- Sentir culpa por comer
- Planear maneras de compensar lo que se consume (por ejemplo, comer menos en la siguiente comida)
- Sentirse desesperanzada y deprimida

- Pensamientos autodestructivos
- Charla interior negativa

Si observas alguno de estos signos, habla con tu terapeuta o con una persona que te apoye. Déjalos entrar a tu mundo describiendo lo que sucede *en realidad*. Sé completamente honesta. Está bien pedir ayuda; está bien apoyarse en alguien. Cuando sientas que es inminente una recaída, necesitas recuperar la perspectiva y hablar de ello permite que el aire de esa burbuja a punto de reventar salga con suavidad.

De inmediato dedica tiempo a examinar qué sucede en tu vida. Procura sentarte tranquilamente y preguntarte qué te hace sentir que necesitas la anorexia para sobrevivir. Escribe en tu diario. Observa cómo se siente tu cuerpo. Respira profundo y recuerda que todos tus sentimientos son aceptables y manejables. Después reconoce para ti incluso el hecho de que te has detenido a enfrentar tus problemas. Con sólo reconocer que algo se está cocinando y requiere tu atención, estás practicando el amor propio y avanzas más que nunca en tu camino de recuperación.

Si te encuentras atrapada en una recaída total, no te des por vencida. Eso significa que tu trabajo no ha terminado, pero de ninguna manera se ha perdido la esperanza.

Al comprometerte a librarte de la anorexia admitiste que deseabas poder manejar la vida, con todo su espectro de altibajos. Trabajar para salir de una recaída te enseñará más acerca de cómo tratarte con compasión, perdón y aceptación... cosas que te ayudarán el resto de tu vida. Muy pronto, tus amigos y conocidos acudirán a ti solicitando consejo.

Me sentí desolada al descubrir que había recaído después de pasar seis meses sintiéndome recuperada. Al ver hacia atrás, me doy cuenta de que simplemente no podía manejar mi caótica vida y mis habilidades para salir adelante me parecían todavía tan nuevas que no me sirvieron. Tuve que trabajar con renovado esfuerzo para volver al camino correcto.

Tuve un año de recuperación y luego una terrible recaída. Estaba realmente estresado y para ser honesto, vi todas las señales de advertencia y las ignoré. Pienso que si hubiera hecho algo al respecto cuando me di cuenta por primera vez probablemente habría estado bien. El aspecto positivo de esto es que pese a que necesité seis meses más de un arduo trabajo, me recuperé de mi recaída y he estado bien varios años.

Manteniendo la esperanza

Si bien en algunos momentos mantener la esperanza puede parecer lo más difícil en el mundo, hacerlo es crucial. Pero, ¿qué es la esperanza? La esperanza es creer que hay luz incluso cuando no puedes verla. La esperanza es mantener la confianza en que tu vida será mejor aunque no tengas idea de cómo esto será posible. Significa tener fe en ti misma aun cuando te sientas invadida por la más profunda depresión.

Tal vez no lo creas, pero la mayoría de las personas tienen una mala opinión de sí mismas. Es rara aquella que piensa: "Sí, en realidad alcanzo todo mi potencial todo el tiempo. Siempre tomo las decisiones correctas. Soy una persona maravillosa". A muchos de nosotros nos resulta difícil sentir agrado por nuestra persona, mucho más amarnos.

Pero la verdad es que todos tenemos una fuente interna de amor y fortaleza, es sólo que no lo sabemos. No nos tomamos el tiempo para llegar a saber quiénes somos y no tenemos idea de que poseemos estas cualidades.

Ésta es, entonces, la mayor recompensa de la recuperación y la razón principal para mantener la esperanza: enfrentar y vencer la anorexia es un medio para llegar a amarnos en verdad, lo cual afecta toda nuestra vida de manera muy positiva: la gente que conoces, las situaciones que vives y las decisiones que tienes que tomar. Cuando sabes cómo amarte, tu vida cambia para siempre.

Ahora, imagina que eres un gran ser humano: amable, generoso, creativo, divertido, agradable. ¿Qué sientes? ¡Con seguridad es más placentero que pensar lo peor de ti misma! Realmente hay luz en tu interior. Eres una persona estupenda, pero no lo crees. Tu tarea es deshacerte de todos los obstáculos en tu camino —la anorexia y cualquier otro— que te impidan dejar que esa luz brille.

Para recordarte que no has perdido la esperanza, ¡acepta que elegiste tomar este libro! Cada cita con tu terapeuta, médico o nutriólogo a la cual acudas prueba también que tu optimismo no se ha desvanecido. Te estás presentando a tu tratamiento, estás leyendo y buscando nuevas respuestas. Todo esto es una evidencia de que en alguna parte de tu interior se alberga la luz de la esperanza.

La curación de la anorexia implica que estés dispuesta a abrazarte —aceptarte— y no a empujarte —rechazarte—. Implica aceptar, con delicadeza, todas las dificultades que has sufrido, y aprender de ellas. La recuperación se relaciona con experimentar con nuestros sentimientos, por crudos y atemorizantes que nos parezcan algunas veces. Cuando llegas a elegir conocerte y amarte a través de estas batallas internas, empiezas a vivir la definición de la esperanza.

A veces es difícil tener esperanza. Sientes que te esfuerzas y te esfuerzas y no llegas a ninguna parte. Es el momento de detenerte y hacer un cuidadoso inventario de tus avances. Es importante ver cuán lejos has llegado y no cuánto te falta.

CAPÍTULO 8

Guía para padres
y seres queridos

Cuando vemos sufrir a la gente que queremos, nuestra reacción natural es desear aliviar esa pena. Aunque no podemos hacerlo por alguien que sufre de algún trastorno de la alimentación, hay maneras de ayudarlo. Los anoréxicos en recuperación necesitan el sustento de sus seres queridos y en este capítulo se ofrecen sugerencias para los padres, cónyuges, amigos y otras personas que estén dispuestas a ayudar.

• *Acepta que no hay soluciones sencillas.*

Los trastornos de la alimentación son padecimientos complejos. Sus causas son multifacéticas y el proceso de recuperación requiere el autodescubrimiento en diversos niveles.

Evita hacer conclusiones sobre los cómo y los porqué de la situación de tu ser querido, así como qué es lo que será más útil. Persevera, infórmate y recuerda que no hay un solo tratamiento que sirva para todos. Acepta y respeta la singularidad de la persona a quien estás ayudando.

• *Recuerda, la anorexia no tiene que ver con la alimentación.*

Ten cuidado con frases como: "Si tan sólo comiera, todo estaría bien".

La recuperación implica revelar lo que provoca los temores relacionados con la alimentación y el peso. Es un proceso que exige un análisis introspectivo de nuestras creencias, sentimientos, relaciones, influencias culturales, antecedentes familiares, etc. Subir de peso no es el único criterio para el bienestar porque la verdadera curación requiere nutrir todos los aspectos de la persona: mente, cuerpo y alma.

• *No participes en batallas de poder con respecto a la alimentación.*

Es necesario que tu ser querido tome sus propias decisiones respecto a la alimentación.

No etiquetes los alimentos como "buenos" o "malos" ni fijes reglas arbitrarias en relación con las comidas. Evita concentrarte en qué, cómo o cuándo come. Sin embargo, te recomendamos que le sugieras hacer un contrato que incluya sus objetivos relacionados con la alimentación.

Los nutriólogos y los dietistas pueden ayudar a desarrollar un plan de alimentación, pero tú no deberás sentirte responsable por elaborarlo o ponerlo en práctica. Si la persona anoréxica en recuperación no cumple con las normas estipuladas, anímala a respetar el contrato o a modificarlo con el profesional que lo desarrolló.

• *Sé paciente y brinda tu apoyo durante todo el proceso.*

La recuperación requiere paciencia y tiempo de todos los involu-crados en el proceso. Algunas veces nos preocupamos tanto por ahorrarle dolor a alguien que nos vamos al extremo opuesto e intentamos apresurarlo a salir de él antes de que haya tenido la oportunidad de curarse. Muchas personas se preocupan porque su ser querido se quede atrapado para siempre en esa pena. A menudo, tan sólo estar ahí proporciona el consuelo más curativo disponible.

• *Abre líneas abiertas y honestas de comunicación.*

Es necesario que se den retroinformación mutua y amable acerca de las cosas productivas, y en ocasiones improductivas, que hacen y se dicen.

Escucha con atención y con compasión. No hagas comentarios devaluadores como: "Ay, no permitas que eso te moleste. No es importante". Es mucho mejor hablar en forma reflexiva, por ejemplo: "Eso me parece frustrante, imagino que debes sentirte muy enojada".

Condúcete de manera acrítica, aceptante y dispuesta a ver las cosas desde el punto de vista de la otra persona. Hazle saber que no está sola, que tú la aprecias y que haces un esfuerzo por comprenderla en un nivel más profundo.

• *No puedes hacer desaparecer sus sentimientos.*

Dale a la persona el espacio para que experimente sus emociones. No intentes "reparar" sus sentimientos de dolor, enojo, frustración o miedo. Tampoco esperes que de inmediato se sienta mejor al trabajar en sus problemas. Quizá te sientas obligada(o) a darle consejos o a alegrarla, pero algunas veces es necesario que sufra.

Piensa en una época de tu vida en la que hayas experimentado una crisis emocional; con seguridad no querías que te dijeran: "Vamos, no es tan malo" o: "Se te pasará". La persona anoréxica tampoco lo desea. Recuerda que todos los sentimientos son legítimos y tienen un propósito, por lo cual deben experimentarse.

Ofrece compasión y un hombro en el cual llorar, y permite que afloren las lágrimas. Cuando la discusión sea útil, contribuye con tu opinión objetiva para ayudar a tu ser querido a entender estas emociones.

• *Reconoce al individuo separado del trastorno de la alimentación.*

No pienses en ella o él como "anoréxica(o)", sino como alguien que se está "recuperando de la anorexia". *Hay* una diferencia. Todos tenemos muchas características y cualidades, de manera que no te concentres sólo en la anorexia de la persona.

Presta atención a su sentido del humor, inteligencia, intereses y la manera en que te llega al corazón. Motívala a ser un ser humano... no perfecto.

• *Anímala a iniciar un tratamiento.*

Pocos anoréxicos son capaces de recuperarse por sí solos y la ayuda profesional acelera y allana el proceso. Puedes brindar razones atractivas para que tu ser querido trabaje con terapeutas, médicos, nutriólogos o en una clínica dedicada a ese tipo de tratamiento. También puedes ayudar a tomar decisiones sobre las opciones más convenientes. El resultado del tratamiento será mucho más positivo si la persona en recuperación es quien elige. Tú puedes colaborar para encontrar recursos, acompañarla a las citas, cubrir los costos o participar cuando sea apropiado, así como mantener una conducta motivante durante el proceso de terapia; pero no puedes forzarla a trabajar.

• *Reconoce tus propios límites.*

Tú no eres quien está en recuperación; por consiguiente, hay límites en lo que respecta a lo que puedes hacer para ayudar. Obviamente, no puedes comer en lugar de un anoréxico o anoréxica, ni tampoco cambiar la manera de pensar y las creencias de otra persona.

Además, quienes sufren este trastorno tienen que ser responsables de su propia vida, desde las actividades comunes y corrientes, como acudir a las sesiones de terapia, tomar decisiones respecto a la alimentación o limpiar el baño después de vomitar, hasta aspectos más profundos, como elegir si viven o mueren. Asimismo, debes ser claro respecto a tus límites personales de tiempo, energía y conocimiento. Desde luego que tu ser querido es importante para ti, pero ten cuidado de no agotarte... si te agobias, no podrás ayudar a nadie. La ayuda profesional o de otro tipo también son opciones para *ti.*

• *Explora tus propios puntos de vista sobre la alimentación, el peso y la imagen corporal.*

Si te preocupa el peso, no ayudarás a alguien que padece anorexia a sentirse cómodo respecto a la alimentación y a subir de peso. Después de todo, tú vas a influir en la vida de esta persona y lo que crees es importante. Puesto que todos estamos sujetos a la glorificación de la cultura de la delgadez, analiza tus propias creencias a este respecto.

La mentalidad de la dieta es dañina para la mayoría de la gente y puede ser mortal para una persona anoréxica.

• *No hagas comentarios sobre la apariencia.*

Los cuerpos vienen en todas las formas y tamaños. Concéntrate en la belleza interna y no en la externa.

Quienes sufren trastornos de la alimentación tienden a analizar en exceso cualquier cosa que se diga sobre su peso, por lo que es mejor que no hables de ello en absoluto. Incluso un simple comentario como: "Te ves muy bien" puede malinterpretarse.

• *No hables en tono de crítica.*

Evita hablar de la conducta o la apariencia de otras personas. Refleja tus propias experiencias con frases en primera persona; las formuladas en segunda persona suelen ser acusatorias y disminuir el poder personal de tu ser querido. Por ejemplo, es mejor decir: "Estoy preocupado por tu pérdida de peso" que: "¡Estás demasiado delgada!"

* * *

Las siguientes son vivencias de anoréxicos recuperados y en re-cuperación.

Mi padre nunca me decía nada. Me miraba en una forma que yo pensaba que era crítica y me enojaba sobremanera. Empezamos a ir a terapia familiar, lo cual significó una gran diferencia. Des-cubrí que en realidad estaba preocupado y le interesaba mucho, es sólo que tenía miedo de decir algo que empeorara las cosas. Mi consejo a los familiares de un anoréxico es que por lo menos le digan que se interesan por ella(él) para que no piense lo con-trario.

Si eres familiar de una anoréxica, no le digas que "coma". El pro-blema se intensifica y cambiar no es fácil. Si pudiera comer nor-malmente, lo haría.

Tener una mamá comprensiva ha sido sumamente útil. Yo le ex-plico las cosas y ella en realidad me escucha e intenta compren-der. Algunas veces me ofrece otra opinión pero no insiste en que esté de acuerdo con ella.

Cuando entré a terapia, mi esposo fue conmigo las primeras veces y después en ocasiones. Ambos crecimos mucho y nuestro matri-monio se fortaleció. Él me miraba a los ojos, me decía que me amaba pasara lo que pasara y me hacía sentir capaz de recupe-rarme.

Sabía que mi anorexia era algo difícil para quienes me amaban, pero quería que se dieran cuenta de que para mí era aun peor.

Mi ex novio siempre me dijo que le gustaba delgada, así que yo sentía que era importante bajar y bajar de peso para ayudar a nuestra relación. Por eso es mi "ex".

En verdad agradecía la paciencia de algunas de mis amigas. Me preguntaban cómo podían ayudarme y yo les daba algunas sugerencias. Les decía que salir a comer siempre era difícil para mí, y la siguiente vez que lo hicimos, me percaté de cuánto apoyo me dieron... me decían que no me apresurara y que todo iba a salir bien.

Pienso que una de los aspectos más útiles de la recuperación era que mis amistades y mi familia me hablaran de cosas que no se relacionaran con la comida. Me daba gusto que mi mejor amiga y yo pudiéramos comentar una buena novela y disfrutaba discutir de política con mi padre. Cuando mis amigos me confiaban algunos de los problemas que enfrentaban, me recordaban que era una persona confiable.

Bibliografía

American Psychiatric Association (APA), *Diagnostic and Statistical Manual of Mental Disorders (4th ed.)*, Washington, DC, APA, 1994.

Chernin, Kim, *The Obsession: Reflections on the Tiranny of Slenderness*, Nueva York, HarperCollins, 1981.

Bills, Eileen T., "From Sexual Abuse to Empowerment", en Hall, Lindsey, *Full Lives*, 1993.

Crisp, Arthur H., N. Joughin, C. Halek, et al., *Anorexia Nervosa: The Wish to Change, Second Edition*, East Sussex, UK, Psychology Press, 1996.

Fodor, Viola, *Desperately Seeking Self*, Carlsbard, CA, Gürze Books, 1997.

Hall, Lindsey, *Bulimia: A Guide to Recovery*, Carlsbad, CA, Gürze Books, 1992.

_____ , *Full Lives: Women Who Have Freed Themselves From Food & Weight Obsession*, Carlsbad, CA, Gürze Books, 1993.

_____ y Leigh Cohn, *Self-Esteem Tools for Recovery*, Carlsbad, CA, Gürze Books, 1990.

Hamburg, Paul, "How Long is Long-Term Therapy for Anorexia Nerviosa?", en Werne, Joellen e Irwin D. Yallom, eds., *Treating Eating Disorders*, San Francisco, Jossey-Bass, 1996.

Kano, Susan, "Leap of Faith", en Hall, Lindsey, *Full Lives*, 1993.

_____ , *Making Peace With Food*, Nueva York, HarperCollins, 1989.

Kearney-Cooke, Ann y Ruth Striegal-Moore, "Treatment of Childhood Sexual Abuse in Anorexia Nervosa and Bulimia Nervosa: A Feminist Psychodynamic Approach", en Schwartz y Cohn, 1996.

Keys, A., J. Brozek, A. Henschel, et al., *The Biology of Human Starvation*, Mineápolis, MN, University of Minnesota Press, 1950.

Latimer, Jane, *Beyond the Food Game*, Denver, CO, LivingQuest, 1993.

Miller, Caroline Adams, "Tapestry of Recovery", en Hall, Lindsey, *Full Lives*, 1993.

Pumariega, Andres J., et al., "Eating Attitudes in African-American Women: The *Essence* Eating Disorders Study", *Eating Disorders: The Journal of Treatment and Prevention* 2:1, Primavera 1994.

Rose, Laura, *Life Isn't Weighed on the Bathroom Scale*, Waco, TX: WRS Group, 1994.

Rubel, Jean, "Are You Finding What You Need?", en Hall, Lindsey, *Full Lives*, 1993.

Schwartz, Mark y Leigh Cohn, eds. *Sexual Abuse and Eating Disorders*, Nueva York, Brunner/Mazel, 1996.

Thompson, Becky, *A Hunger So Wide And So Deep*, Mineápolis, University of Minnesota Press, 1996.

Acerca de las autoras

Lindsey Hall es autora de varios libros sobre trastornos de la alimentación y su recuperación. Sus títulos más conocidos son *Bulimia: A Guide to Recovery*, *Self-Esteem Tools for Recovery* y *Full Lives: Women Who Have Freed Themselves From Food & Weight Obsession*. Todos ellos han sido traducidos a otros idiomas, como el francés, el italiano, el japonés y el chino. También ha editado muchos otros libros publicados por Gürze Books, empresa editorial de la cual es propietaria junto con su esposo, Leigh Cohn. Lindsey se graduó en psicología en la Universidad de Stanford.

Monika Ostroff es graduada en ciencias políticas del Wellesley College. Durante los últimos ocho años ha desempeñado un papel activo en el ámbito de los trastornos de la alimentación, como conferencista y conductora de seminarios sobre su etiología, tratamiento y recuperación. También ha sido facilitadora en diversos grupos de apoyo para personas en recuperación; participó en el programa educativo radiofónico *Arts and Ideas* (Artes e ideas) en la emisora WGBH de Boston y es autora de varios ensayos sobre anorexia, bulimia, trauma y curación. Actualmente Monika estudia también la maestría en el programa clínico de la Escuela de Graduados en Trabajo Social del Boston College.